4Uメソッドではじめるアンチエイジング

くまモンと一緒にユルッと4秒筋トレ

医師・熊本大学教授システム学研究センター教授
都竹茂樹 著

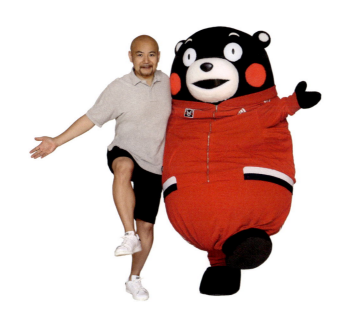

中央法規

はじめに

　皆さん、こんにちは。都竹茂樹（つづくしげき）です。私は患者さんを診る臨床医を5年ほど経験した後、加齢や日頃の生活習慣が病気の発症や体力におよぼす影響について国内外で研究していました。そして現在は熊本大学で治療ではなく、病気や寝たきりを予防するための運動や食事など生活習慣の啓発・普及活動にたずさわっています。

　この本は、これまでの研究や6000名以上の方をサポートしてきた経験に基づいて、カラダを引き締めたい、女性ならもっと美しく、男性ならもっとかっこ良く、いつまでも若々しく健康でいたい、そして死ぬまで自分のことは自分でやりたいと願っている人たちに向けて書きました。

　解決策はいろいろとありますが、その中心となるのは、食事と運動です。

　もう歳だから……、お金や時間がかかるんでしょ？　膝や腰が痛いし、糖尿病や高血圧で治療を受けているから自分には無理、と思われるかもしれません。

　でも、ご安心ください。本書で紹介する4U（フォーユー）メソッドは、運動経験がなくても、体力に自信がなくても実施できる、しかも自宅で、お金もかけず、短時間でできる方法です。

　もちろん、いくら知識をつけても、実際に行動しなければ自分の望むカラダを手に入れることはできません。また、やみくもに頑張れば良いという訳でもありません。大切なのは、「適切な方法」を「継続」することです。本書では、その方法をわかりやすく紹介していますし、継続するヒントも満載です。

　さぁ、やるかやらないかは、あなた次第！　これからの人生を楽しくイキイキと過ごすためにも、一緒にはじめていきましょう。

熊本大学教授システム学研究センター
都竹茂樹

くまモンも4Uメソッドを⁉

　自分の体重程度の負荷でも効果が期待できる4Uメソッド。3種目やっても10分という短時間、しかもちょっとしたスキマ時間でもできるということもあって、2014年の暮れから超多忙なくまモンも取り組みはじめました。これも何かの縁。4Uメソッドで、くまモンだけでなく日本中の人たちを元気にしたい！という願いを込めて、現在全国で展開中です。くまモンの頑張りは、本書だけでなく、日本コロムビアから発売されているDVD『くまモンとハッピーエクササイズ！〜4秒で健康に！「4Uメソッド」』でも観ることができますので、興味のある方は、ぜひご覧ください。

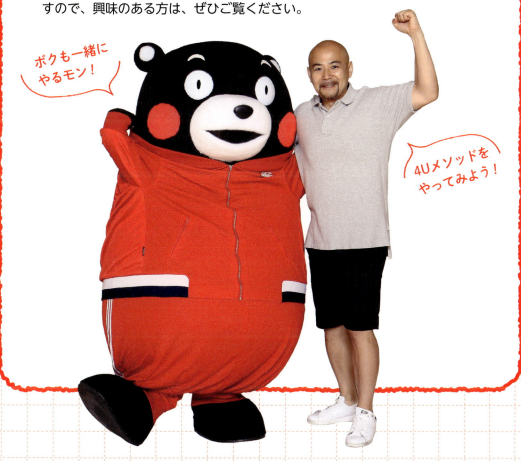

ボクも一緒にやるモン！

4Uメソッドをやってみよう！

くまモンと一緒にユルッと4秒筋トレ
目次

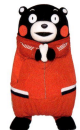

はじめに ……………………………… 2

第1章 4Uメソッドのポイント ……………… 7

4Uメソッドで誰でも変われる ……………………… 8
コラム 「4U」ってどういう意味？ ……………………… 9
いくつになっても筋肉は増える ……………………… 10
4Uメソッドの特徴とやり方 ……………………… 12
なぜ4Uメソッドが必要なの？ ……………………… 13
なぜ4秒なの？ ……………………… 15
どうして自分の体重を負荷にするの？ ……………………… 16
コラム なぜ予防が大切なのか？ ……………………… 18

第2章 さあやってみよう！くまモンと4Uメソッド ……………… 21

キホンの3コース

まずはここから！初級コース ……………………… 23
慣れてきたら！中級コース ……………………… 24
カッコいいカラダづくり！上級コース ……………………… 25
コラム 効果をだすポイントは「1拍目は1cm」 ……………………… 44

目的別メニュー

姿勢良く座りたい	46
握力をつけたい	46
階段の昇り降りが楽になりたい	47
二の腕を引き締めたい	48
バストアップ・厚い胸板になりたい	48
背中を引き締めたい・ヒップアップしたい	49
下腹部を引き締めたい	50
太ももを引き締めたい	51
転倒予防	52
腰痛予防	52
膝痛予防	53
尿失禁予防	53

4Uメソッドの一覧

1	イスに座って膝あげ	26
2	クッションつぶし（へそ）	28
3	クッションつぶし（膝）	30
4	チェアスクワット	32
5	クッションつぶし（胸）	34
6	手足のばし	36
7	スクワット	38
8	机の腕立て（腕立てふせ）	40
9	両膝の引きつけ	42
10	膝あげバ〜	54
11	片足飛行機	56
12	膝を曲げて腹筋	58
13	お尻あげ	60
14	つま先あげ	62
15	かかとあげ	64
16	座って膝のばし	66
17	スカイダイビング	68
18	足で文字描き	70
19	タオルギャザー	71
20	新聞紙まるめ	72
コラム	尿失禁を予防するエクササイズ	74

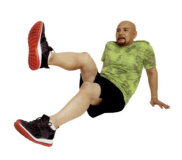

第3章 理論で学ぶ4Uメソッド 成功へのヒント ……… 75

1 筋肉が減ることの弊害 　　76
2 4Uメソッドを正しく実践しよう！ 　　88
3 正しい食事の摂り方 　　95
コラム 食事制限だけのダイエットは危険!! 　　102
4 4Uメソッドを続けるためのコツ 　　104
コラム 筋トレマシンを使った方が効果的？ 　　109

ピックアップ！
ロアッソ熊本DJコバさんの30kgダイエット！ 　　110

第4章 実践！4Uメソッド 〜力合筋トレくらぶの取り組み〜 ……… 113

コラム 被災地でも4Uメソッド 　　122

4Uメソッドダイアリー 　　124
おわりに 　　126

第 **1** 章

4Uメソッドのポイント

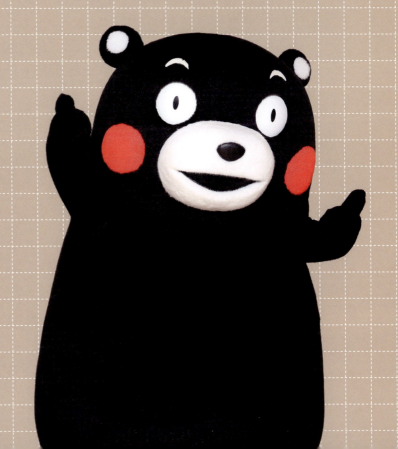

4Uメソッドで誰でも変われる

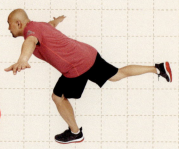

「トレーニングのおかげで、10年間使っていたこの杖がいらなくなりました！」「1年間で体重が13キロ減りました！」「内臓脂肪が60％減りました！」「今は鍛えたこの脚で、北海道一周にチャレンジ中です！」と笑顔で答えるご高齢の男女。NHKの人気番組「ためしてガッテン」で、私の教室に参加してくださっていた平均75歳を越える方たちの成果が次々と紹介されました。その他にも、尿失禁が改善した、休憩せずに30分以上歩けるようになった、階段の昇り降りが楽になったなどの成果を報告してくれる参加者もみえます。

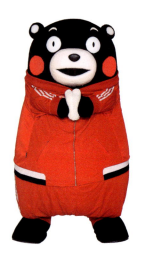

ちょっとできすぎじゃないの？　この人たちはスーパー高齢者、運動オタクじゃないの？　と思われたかもしれません。いいえ。むしろほとんどは、これまで運動したことがない、あるいは運動は苦手という方たちです。

この教室はもともと厚生労働省のモデル事業で、寝たきりを予防する筋力トレーニング（以下、筋トレ）の効果を検証するために2年間実施したもので、参加者に共通しているのは、本書で紹介する4Uメソッドを1日10分、毎日実施しただけです。性別、年齢、これまでの運動経験、病気（疾病）の有無などはバラバラでした。

「4U」ってどういう意味？

　4Uメソッドの「4U（フォーユー）」ってどういう意味ですか？と聞かれます。4はゆっくり4秒かけて行うという意味の4（four）ですが、For you（あなたのため）という意味も込めています。
　その他にも、4つの「ゆう」として、

優 自分の体重を負荷にしているので関節に「優」しい、
ジムに行く必要もなく、
器具も不要なのでお財布にも「優」しい

友 「友」達や仲間、家族と一緒にできる

湧 カラダが変わってくると、
元気ややる気が「湧(わ)」いてくる

悠 結果をだすためには、
反動を使わず、ゆったり「悠」然と

という意味を込めて「4Uメソッド」と名付けました。

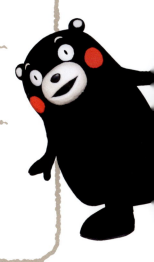

いくつになっても筋肉は増える

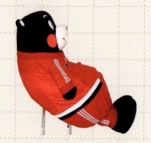

　4Uメソッドの効果の一例として、ここでは大腿部筋厚の変化について紹介しましょう。

　大腿部は太もも、筋厚は筋肉の厚みのことです。皆さんが健康診断などで肝臓や腎臓を検査するときに使う超音波（エコー）で、太もも前面の筋肉の厚みを測定しました。

　協力していただいたのは、平均年齢72歳の女性、15名です。1年間4Uメソッドに取り組んだ結果、**はじめる前に比べて約4％筋肉が増加**しました。私たちの研究グループでは、84歳の方まで超音波を使って筋肉の厚みを測定していますが、皆さん増えています。それ以上の年齢の方の測定はしていませんが、90歳以上の方も3カ月ほど続けると、階段の昇り降りが楽になったり、年々つらく億劫になってきた日常での生活や力仕事もまたできるようになることから、**筋肉は何歳になっても発達する**と考えています。まさに「何かをはじめるのに遅すぎることはない」ですね。

　その他にもカラダが引き締まる、見た目が若々しくなる、内臓脂肪が減少する、過去1、2カ月の血糖値の指標であるHbA1cやコレステロール値が改善するなど、これまでわからなかったことが次々と明らかになってきました。

筋力が増えるメリット

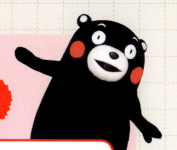

- 階段の昇り降り、布団のあげおろしなど日常生活が楽になる
- メリハリのある引き締まったカラダになる
- 膝痛が改善する
- つまずきにくくなる
- 太りにくい体質になる
- 血糖値がさがる
- 見た目が若返る
- 歩くスピードが速くなる

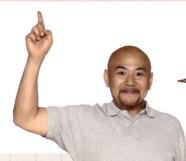

何歳からでも変われます。遅すぎることはありません!!

4Uメソッドの特徴とやり方

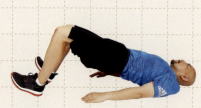

　では、4Uメソッドはどうやって行うのでしょう？　4Uメソッドは、**4秒間かけて行う筋トレ**の総称で、本書では**自分のカラダ（体重）を負荷**にした種目を中心に紹介しています。

　具体的な方法を、森光子さんや黒柳徹子さんのお陰で有名になった「立ちあがる」と「座る」を繰り返すスクワットを例にとって説明してみましょう。まず普段、皆さんがやっているように、イスに座った状態から立ちあがって、もう一度座ってみてください。立ちあがったり、座ったりするのにどれくらいの時間をかけたでしょうか？　多くの方はそれぞれ1秒もかかっていないのではと思います。ヨッコイショと太ももに手をあてて立ちあがった方も、やはり1秒未満ではなかったでしょうか。

　4Uメソッドでは、立ちあがる、座るという動作をそれぞれ**ゆっくり4秒かけて行います**。基本はたったこれだけです。ただこれだけでは負荷がまだまだ弱いので、もう少しだけ負荷を高めるために工夫が必要になってきます。たとえば、しゃがんだときに「一瞬」止まって反動を使って立ちあがらない、立ちあがったときに膝を伸ばしきらないで、**常に太ももに力が入った状態を維持する**などです。これらのことに気をつけるだけで、自分の体重程度の負荷でもかなりきつくなり、効果も期待できるのです。

なぜ4Uメソッドが必要なの？

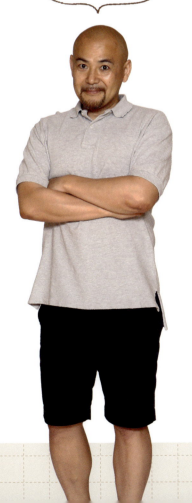

普段どおりの生活をしていても、筋肉は年々減ります。

　「別に筋肉は増えなくてもかまわない。今のままで十分」と思われるかもしれませんが、ちょっと衝撃的なデータを紹介しましょう。

　10ページで平均年齢72歳の女性、15名が4Uメソッドを1年間続けることで、太ももの筋肉が4％増えた事例を紹介しましたが、別の女性15名（平均年齢73歳）にも協力してもらって筋肉の厚みを測定してみました。すると、なんと**1年後には2.6％筋肉が減少**していました。しかもこの方たちは、決して1年間寝たきりだったり、車イス生活だった訳ではありません。身の回りのことはすべて自分でやるのはもちろん、日々ウォーキングをしたり、旅行に出かけるなど、かなり活発な方たちでした。それでも筋肉は年々減少していくのです。要は誰でも、**「普段どおりの生活程度」では筋肉は衰える**のです。この傾向は、男性でも同様です。かたや筋肉が4％増え、かたや2.6％減る。これが年々積み重なるとその差は広がるばかりです。

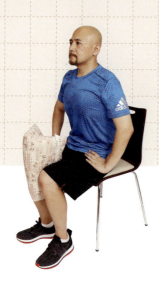

何歳から筋肉は減少するの？

では、いったい何歳から筋肉は減少するのでしょうか？ 個人差はありますが、遅くとも**30歳くらいから減少する**と考えられています。そんなに早くから!? と思われるかもしれません。実は、最初の頃は、筋肉も筋力も十分あるので**落ちはじめても自覚症状がない**のです。それが60代、70代になって筋肉が大幅に衰えて「今まで当たり前にできていた階段の昇り降りや荷物の持ち運び」がなかなかできなくなったり、イスから立ちあがるときに「ヨッコイショ」と言うようになって、初めて自分の筋肉が衰えたことに気づくのです。

とはいえガッカリする必要はありません。4Uメソッドを継続すれば誰でも筋肉を増やすことができます。

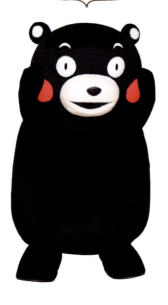

どうするかモン!!

なぜ4秒なの？

　なぜ4秒なのか──。それは30年前、私の学生時代にさかのぼります。当時、私はパワーリフティングという競技をやっていました。パワーリフティングでは、スクワットやベンチプレスなどの種目で、いかに重い重量を持ちあげるかを競います。そのため、普段からスクワットでは200キロ以上のバーベルを肩に担いでトレーニングしていました。あまりに重い重量だったので、今では腰痛が持病になってしまったほどです。

　そんな激しいトレーニングでしたが、**筋肉をしっかり刺激するには高重量だけでは不十分**で、1/2〜1/3の重量を「ゆっくり」あげさげする補助トレーニングも時々行っていました。このトレーニングは効果抜群で、トレーニング後には筋肉への血流が良くなって、腕や太ももがパンパンに張り、筋肉が大きくなることに役立ったのです。

　皆さんは軽い重量だから「楽々」できると感じられるかもしれません。しかし、反動を使わずに丁寧な動作で「ゆっくり」行うと、ものすごくキツイのです。スクワットが終わると、しばらく立ちあがれないほどでした。そのときの「ゆっくり」が4秒だったのです。

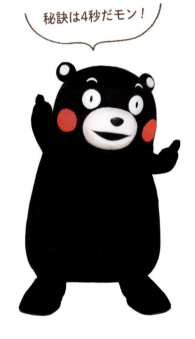

秘訣は4秒だモン！

どうして自分の体重を負荷にするの？

　大学を卒業して数年後、すでに競技は引退していましたが、中高年者の健康づくり・寝たきり予防を目的とした筋トレのプログラムを開発することになりました。当時、筋トレはフィットネスクラブに行って、バーベルやダンベル、トレーニングマシンを使うのが一般的でした。

　それ自体は間違っていませんが、フィットネスクラブへ行くためには、お金がかかる、時間もかかる、地域差がある、移動手段のない方や老老介護をしている方はなかなか通えないなどの課題もありました。

　そこで私はより多くの方が取り組めるように、自分の体重を負荷にした筋トレを取り入れることにしました。**自分の体重を負荷にすることの利点は、お金がかからない、自宅でできるので雨の日でもできる**、また重い重量を使わないので**関節に優しく変形性膝関節症（へんけいせいしつかんせつしょう）の方もできる**などがあります。

　しかし、「本当に自分の体重」程度の負荷で効果があるのか？　という疑問もありました。ただ、すでに書いたように、パワーリフティングの補助トレーニングとして軽い重量でも効果があったので、一般の方なら**自分の体重程度でも、ゆっくり4秒でやれば効果はある**のではという期待はありました。もちろん、勘や経験だけでは十分とはいえないので、多くの方たちに協力いただいて、効果を検証してみました。その効果は、すでに紹介したとおりです。

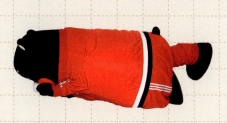

子どもや孫と一緒に楽しめる

　4Uメソッドをやっていたら孫も一緒にやりたがるけど、やっても良いもんでしょうか？という質問をいただくことがあります。たしかに成長期、もしくは成長期前の子どもに筋トレは良くないと言う専門家もいます。しかし、それは「重い」重量を使った筋トレであって、本書で紹介している自分の体重を負荷にした4Uメソッドではまったく問題ありません。むしろ子どもの体力不足が問題になっている現代では、ぜひお孫さんにも教えてあげて一緒に楽しんでください。

　また4Uメソッドは、メタボや肥満が気になる中高年にもおすすめです。 お孫さんだけでなく、お子さんや友達にも紹介してあげてください。

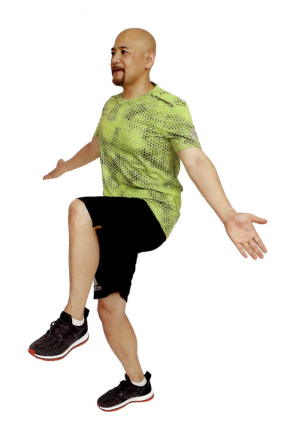

なぜ予防が大切なのか？

　「ドクターなのに、どうして患者さんを診ないのですか？　どうして予防なんですか？」と聞かれることがあります。確かに医学部を出て、医師国家試験に合格したら病院で"お医者さん"をするイメージがありますよね。

　私も医師になって最初の5年間は病院で患者さんを診る臨床医をしていました。しかし学生時代から、本当に「診断や治療」だけの医療で良いのだろうか？　という疑問があったことも事実です。

　そのきっかけになったのが、祖母の入院でした。80歳を過ぎて一人暮らしをしていた祖母は、買い物や家事もすべて自分でするほど元気でしたが、段差につまずいて転倒し、大腿骨を骨折したため、人工関節に置き換える手術を受けました。

　幸い手術は成功しましたが、その後のリハビリまで安静にしていた数週間で体力は急激に低下し、結局リハビリも十分にできないまま寝たきり状態となり、最後は肺炎で亡くなってしまいました。

　あっけなく亡くなった祖母をみて、もし普段から筋トレをしていたら転倒しなかったのでは？　転倒して手術を受けたとしても、リハビリをスムーズに行い、もっと元気に長生きできたのでは？　という気持ちが残りました。

また当時、勤めていた病院には寝たきりの患者さんが多く入院されていました。しかも年齢は60代という方も少なくありません。カルテでこれまでの経過を見てみると、40代で糖尿病を発症し、血糖値が高いまま推移して、60歳で脳卒中（脳梗塞）で半身不随になり、そのままリハビリの意欲もなく寝たきりになって入院という事例が目に付きました。

　寝たきりですから、どんどん体力は落ちていきますし、肺炎になったり褥瘡（床ずれ）になることもあります。そうなると今度は抗生剤を使って治療するのですが、その間も体力は落ちますし、ひどい場合には抗生剤が効かない感染症を発症することもあります。

　このような状況に頻繁に向き合っていると、そもそも糖尿病や高血圧などを「予防」していたら、すべてではないにしてもある程度は防げたのではないか。治療も大切だけど、予防することはもっと重要ではないかと考えるようになりました。

　そのためには普段の食事や運動が大切なのですが、やみくもにやっても予防できません。また巷で紹介されている「健康になるための」方法のなかにも、明らかに怪しいものがあまりにも多かったので、今は私自身が予防にたずさわるようになりました。

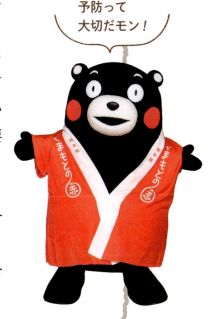

予防って
大切だモン！

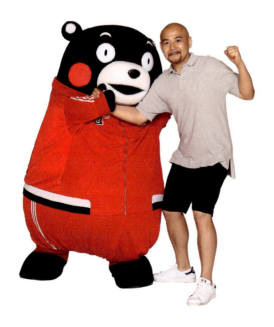

第 2 章

さあやってみよう！
くまモンと4Uメソッド

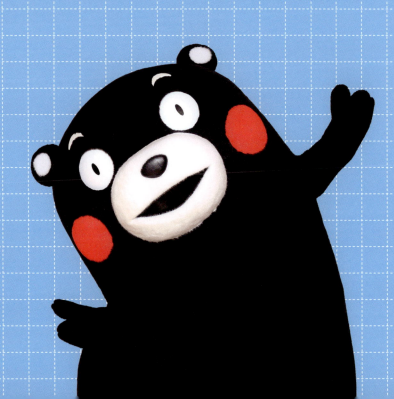

キホンの3コース

　第1章を読んで、やる気満々になったのではないでしょうか。ここからはいよいよ4Uメソッドの具体的なやり方を紹介していきます。20種目とかなり多めですが、全種目をやみくもにやっても効果は期待できません。大切なのは今の自分の体力と目的にあった種目を選択し、それらを継続することです。

　まず、キホンの3コースとして初級、中級、上級と3つのコースを紹介しています。各コースの説明を読んで、自分の体力や現状にあったコースを1カ月間続けてみてください。慣れてきたら、コースをステップアップしていきます。

　筋トレの強度を「低・中・高」で表しました。「低」強度の筋トレは車イスに乗っている人やベッドサイドでもできる筋トレです。介護保険で要支援と判定された方も実施できるので、ぜひ取り組んでみてください。

　また45ページからは、「姿勢良く座りたい」「転倒予防」など目的別の筋トレを紹介しています。多いものになると、1つの目的に9種目も紹介していますが、すべてを実施する必要はありません。自分の体力にあったものを1、2種目選択し、今やっているコースに「追加」してください。

　やる気のある人ほど多くの種目をやろうとしがちですが、効果を出すために大切なのは反動を使わず、4秒かけて丁寧にやることです。カラダは正直です。適切な方法を続ければ、必ず「効果」という形で応えてくれます。

　さぁ、これから一緒にはじめていきましょう。

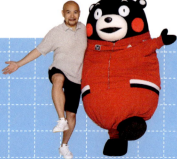

まずはここから！初級コース

このコースでは、これまで運動らしい運動は何もやっていなかった、ウォーキングはやってるけど筋トレは初めて、最近体力の衰えを感じるという方から、外出時は手押し車（シルバーカー）や車イスを使っている、介護保険で要支援と判定された方まで、幅広い層に向けて、座って、あるいは寝た姿勢でもできる4Uメソッドを紹介します。

毎日やるのは、3つだけだモン！

1 イスに座って膝あげ
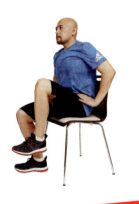
26ページへ

2 クッションつぶし（へそ）
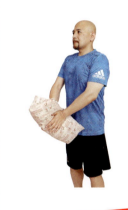
28ページへ

3 クッションつぶし（膝）
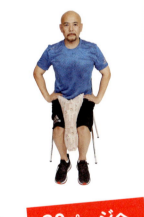
30ページへ

こんな人におすすめ
- 筋トレをするのは初めて
- 体力に自信がない
- 車イスを利用している
- 要支援の高齢者
- 座って4Uメソッドをやりたい
- 寝て4Uメソッドをやりたい

★ 余裕があれば→ **13 お尻あげ**（60ページ）
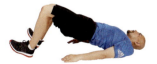

第2章　さあやってみよう！くまモンと4Uメソッド

慣れてきたら！中級コース

普段の生活にはとくに困っていない、初級コースに慣れてきた方は、この中級コースをおすすめします。とはいっても、ゆっくりやると男性でも最初はきつく感じると思います。なかには「こんなはずじゃなかった……」と意気消沈する方もいますが、心配は無用です。すぐに慣れてきますので、まずははじめてみてください。2〜4週間ほどで10回×2セットができるようになってきます。続けていると筋肉が増えてくるので、太りにくいカラダになりたい、姿勢を良くしたいという方にもおすすめです。

意外にキツイモン！

4 チェアスクワット

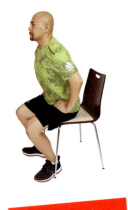

32ページへ

5 クッションつぶし（胸）

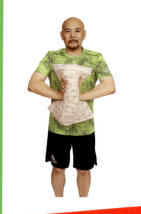

34ページへ

6 手足のばし

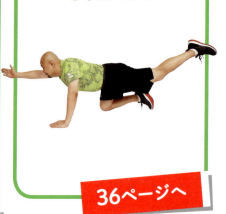

36ページへ

★ 余裕があれば
→ **10** 膝あげバ〜
（54ページ）

こんな人におすすめ
- 4Uメソッドに慣れてきた
- 体力が少しついてきた
- 姿勢を良くしたい
- 太りにくいカラダになりたい

カッコいいカラダづくり！上級コース

体力には自信がある、中級コースに慣れてきた方は、この上級コースをおすすめします。このコースを続けていると、カラダは何歳になってもグッと引き締まってきます。ただし、スポーツ選手や若い人にとっても、けっこうきつい種目を紹介しています。上級コースで紹介している種目を適切なフォームでゆっくり5回できない場合は、中級コースからはじめるようにしてください。

これができたらスゴかモン！

7 スクワット

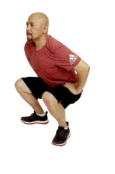

38ページへ

8 机の腕立て（腕立てふせ）

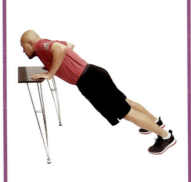

40ページへ

9 両膝の引きつけ

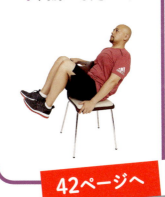

42ページへ

★ 余裕があれば→ 11 片足飛行機（56ページ）

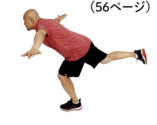

こんな人におすすめ
- 体力に自信がある
- より引き締まったカラダになりたい
- より筋力をつけたい
- 若々しい姿勢を手に入れたい

初級コース

1 イスに座って膝あげ

回数 ▶ 左右各10回 ×2セット
強度 ▶ 低

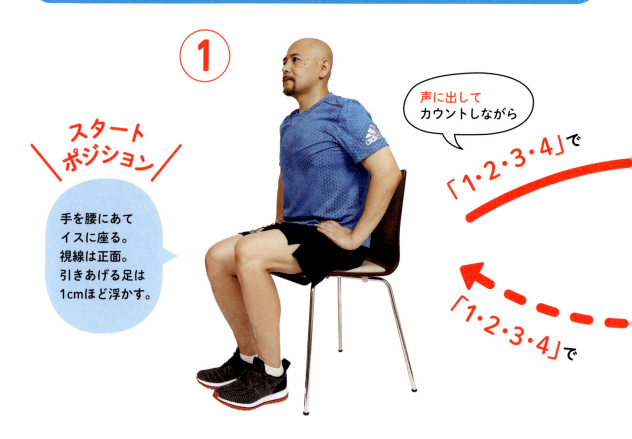

① スタートポジション

手を腰にあてイスに座る。視線は正面。引きあげる足は1cmほど浮かす。

声に出してカウントしながら

「1・2・3・4」で
「1・2・3・4」で

片足ずつ、4秒かけて20〜30cm引きあげる。

鍛えられる筋肉
- 太もも前の筋肉
- インナーマッスル（腸腰筋）

効果
- 太ももを引き締める
- 下腹部を引き締める
- 立ち姿勢、座り姿勢が良くなる
- 転倒しにくくなる
- 座ったときに、膝が開きにくくなる

1 イスに座って膝あげ

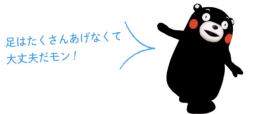

足はたくさんあげなくて大丈夫だモン！

✓ チェックリスト
- ☐ 上体は直立もしくはやや前傾
- ☐ 1拍目は1cm
- ☐ 足は床から20〜30cm引きあげる
- ☐ おろしたとき、足は浮かしたまま

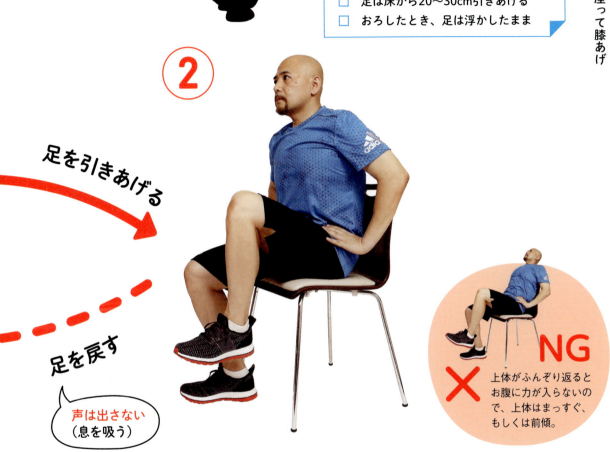

② 足を引きあげる／足を戻す／声は出さない（息を吸う）

NG 上体がふんぞり返るとお腹に力が入らないので、上体はまっすぐ、もしくは前傾。

②から①に戻すとき足の裏は床につけない。

アドバイス 変形性膝関節症や膝痛のため「4 チェアスクワット」ができない方におすすめです。また、足を引き上げる筋肉（腸腰筋：インナーマッスル）も鍛えられるので、すり足をしなくなって転倒しにくくなります。姿勢が良くなり、猫背が改善したり、座ったときに膝が開かなくなるなどの効果も期待できます。

第2章　さあやってみよう！くまモンと4Uメソッド

初級コース

2 クッションつぶし（へそ）

回数 ▶ 10回×2セット
強度 ▶ 低

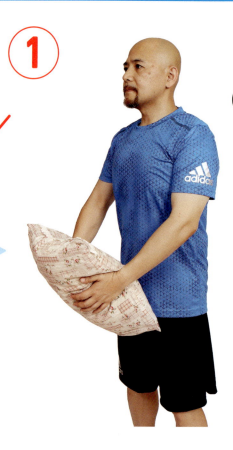

① スタートポジション

折りたたんだクッションをおへその前に。指先を正面に向け、カラダから30cm離して持つ。肩の力を抜く。

声に出してカウントしながら

「1・2・3・4」で

「1・2・3・4」で

鍛えられる筋肉
- 胸の筋肉
- 握る力に関係する前腕の筋肉

効果
- バストアップ
- 胸板を厚くする
- ビンのふたが開けやすくなる
- 重い荷物を長時間持っても疲れにくくなる

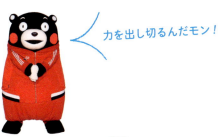

力を出し切るんだモン！

✓ **チェックリスト**
- ☐ ひじを軽く曲げる
- ☐ 肩の力を抜く

2 クッションつぶし（へそ）

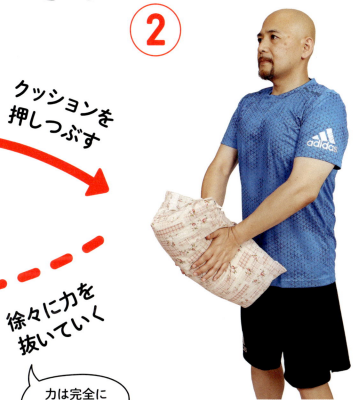

② クッションを押しつぶす

徐々に力を抜いていく

力は完全に抜かない

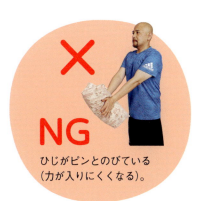

NG
ひじがピンとのびている（力が入りにくくなる）。

4秒目にグッともうひと押しする。

アドバイス 折りたたんだクッションや座布団の代わりに、ふたをしたペットボトルやボールでも行えます。腕をのばしきると力が入りにくいので、若干ひじを曲げた状態で行います。力を入れているつもりでも、最後にもうひと押しすることで、より力を出すことができます。このとき、肩に力が入っていると肩こりの原因にもなるので肩の力を抜くことを意識しましょう。

初級コース

3 クッションつぶし（膝）

回数 ▶ 10回×2セット
強度 ▶ 低

① スタートポジション

イス（床）に座り、折りたたんだクッションを両膝ではさむ。

声に出してカウントしながら

「1・2・3・4」で

「1・2・3・4」で

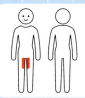

鍛えられる筋肉
● 太もも内側の筋肉

効果
◆ 内ももを引き締める
◆ 座ったときに、膝が開きにくくなる
◆ 膝痛を予防する

> ✓ **チェックリスト**
> ☐ つぶしたときに太ももの内側が硬くなっている

3 クッションつぶし（膝）

② クッションを押しつぶす

徐々に力を抜いていく

力は完全に抜かない

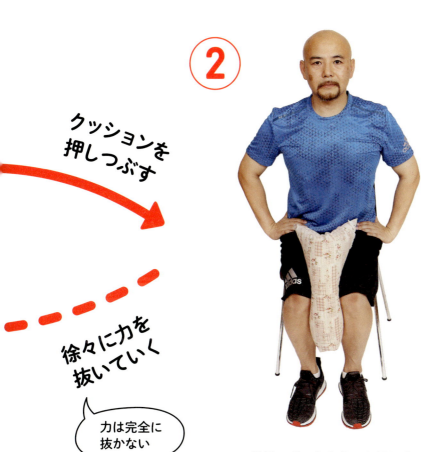

最後にもうひと押しだモン！

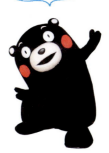

4秒目にグッともうひと押しする。

アドバイス
膝関節に負荷をかけずに、太ももの内側を鍛えることができるので、膝痛がある方にもおすすめです。また、寝た姿勢で膝を立てて行うこともできます。クッションがないときは、ふたをしたペットボトルやボールで行ってみましょう。力を入れているつもりでも、実はまだまだ押せるものです。最後にグッと力を出し切りましょう。

中級コース
4 | チェアスクワット

回数 ▶ 10回×2セット
強度 ▶ 中

① **スタートポジション**

洋式トイレに座るイメージでイスに座る。足と膝をともに肩幅に開く。つま先は30度外向き。手を腰にあて、視線は正面を向く。

声に出してカウントしながら

「1・2・3・4」で
「1・2・3・4」で

2回目以降は、お尻を突き出すようにして、座面ギリギリで浮かす（座らない）。

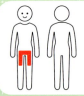

鍛えられる筋肉
- 太もも前の筋肉

効果
- ◆ 太ももを引き締める
- ◆ 膝痛を予防する
- ◆ 階段の昇り降りを楽にする

※膝や腰に痛みがある場合、治療中の場合は医師に相談してください。

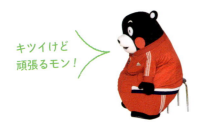

キツイけど頑張るモン！

✓ **チェックリスト**
- ☐ 1拍目は1cm
- ☐ 「座ったつもり」で座らない
- ☐ 立ちあがったときに膝をのばしきらない

4 チェアスクワット

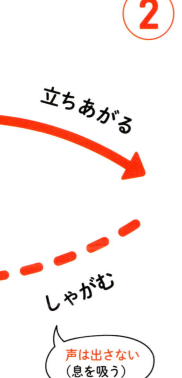

立ちあがる / しゃがむ

声は出さない（息を吸う）

②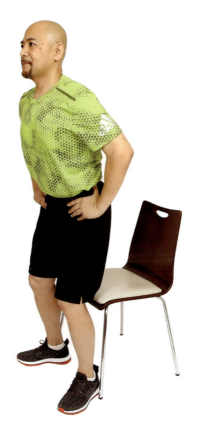

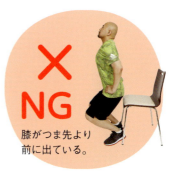

× NG
膝がつま先より前に出ている。

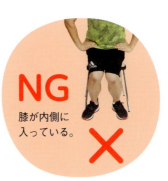

NG
膝が内側に入っている。 ×

立ちあがったとき、膝をのばしきらない。

アドバイス
筋トレで効果を出すためには、①正しいフォームでゆっくり4秒かけて行うこと、②刺激したい筋肉に力を入れ続けることが大切です。そのためには、立つときは膝をのばしきらず、座るときは座面ギリギリまでしゃがんで止まります（座らない）。この「座ったつもり」ができない人は、上体は前傾姿勢を維持したまま座ってもかまいません。

第2章　さあやってみよう！くまモンと4Uメソッド

中級コース

5 クッションつぶし（胸）

回数 ▶ 10回×2セット
強度 ▶ 低

①

スタートポジション

指先を上にしてみぞおちの高さで折りたたんだクッションを持つ。
肩の力を抜いてひじを真横に開く。
正面から見て、右左のひじが一直線。

声に出してカウントしながら

「1・2・3・4」で

「1・2・3・4」で

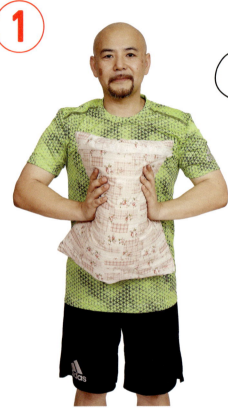

鍛えられる筋肉
- 胸の筋肉
- 二の腕

効果
◆ バストアップ
◆ 胸板を厚くする
◆ 二の腕を引き締める

34

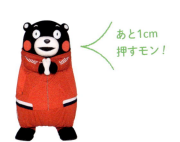

あと1cm
押すモン！

> ✓ **チェックリスト**
> ☐ ひじをさげたりあげたりせず、両ひじとクッションが一直線になるようにする
> ☐ 肩に力を入れない（肩の力は抜く）

5 クッションつぶし（胸）

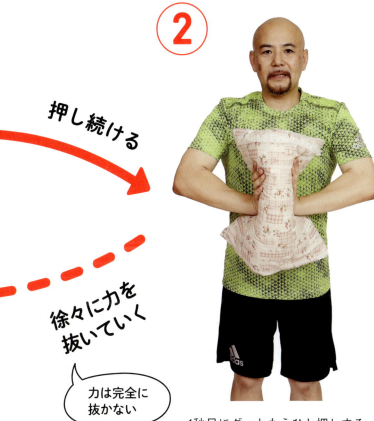

② 押し続ける

徐々に力を抜いていく

力は完全に抜かない

4秒目にグッともうひと押しする。

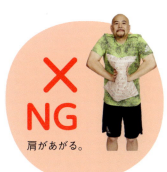

× NG
肩があがる。

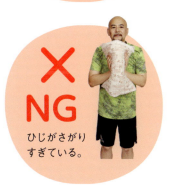

× NG
ひじがさがりすぎている。

アドバイス
クッションがない場合は、座布団やふたをしたペットボトル、ボールを使ってください。手首が痛い人は「2 クッションつぶし（へそ）」を行ってください。「へそ」は手首をのばした状態で行うので、痛みがある人にもおすすめです。最後にひと押しすることで、より力を出すことができます。

第2章　さあやってみよう！くまモンと4Uメソッド　35

中級コース

6 | 手足のばし

回数 ▶ 左右各10回 ×2セット
強度 ▶ 中

\スタートポジション/

①

両手足を床につけ、よつんばいになる。両手、両膝の幅は肩幅。両ひじは少し曲げ、背中をそらす（大きなボールを背中に乗せるイメージ）。

声に出してカウントしながら

「1・2・3・4」で

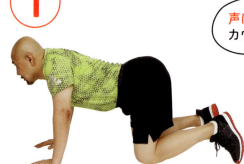

③ フィニッシュポジション

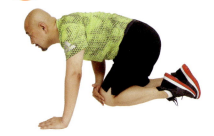

手で膝をタッチする。

「1・2・3・4」で

鍛えられる筋肉
- お尻の筋肉
- 肩から背中の筋肉
- インナーマッスル（腸腰筋）
- 二の腕

効果
◆ ヒップアップ
◆ 背中を引き締める
◆ 下腹部を引き締める
◆ 二の腕を引き締める

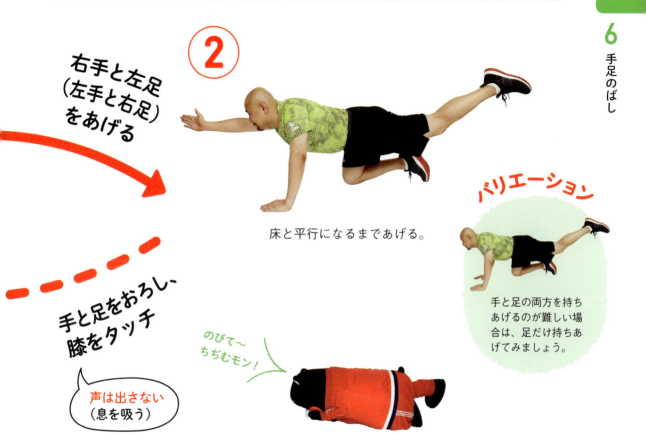

上級コース

7 スクワット

回数 ▶ 10回×2セット
強度 ▶ 高

① **スタートポジション**

足を肩幅に開き、膝を少し曲げて、両手を腰に当てる。つま先は30度外向き。視線は正面。

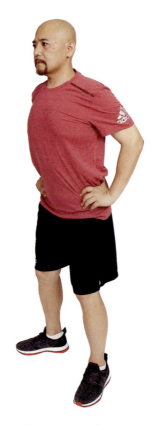

声は出さない（息を吸う）

「1・2・3・4」で

「1・2・3・4」で

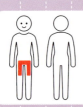

太ももプルプルだモン！

膝は少し曲げる。

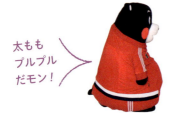 **鍛えられる筋肉**
- 太もも前の筋肉

効果
- ◆ 太ももを引き締める
- ◆ 膝痛を予防する
- ◆ 階段の昇り降りが楽になる

✓ チェックリスト

- [ ] 1拍目は1cm

● しゃがむとき
- [ ] 横から見て、膝がつま先より前に出ないようにする
- [ ] 正面から見て、膝が内側に入らないようにする

● 立ちあがるとき
- [ ] 膝をのばしきらない

7 スクワット

② 膝を曲げてしゃがむ / 立ちあがる

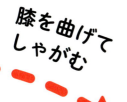

(声に出してカウントしながら)

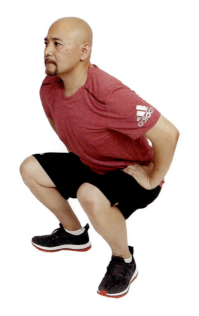

洋式トイレに座るイメージでお尻を突き出すように、太ももが床と平行になるまでしゃがむ。

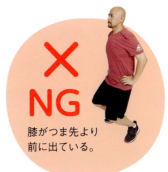

NG 膝がつま先より前に出ている。

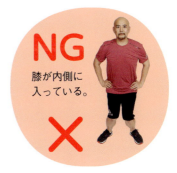

NG 膝が内側に入っている。

アドバイス

「4 チェアスクワット」ができるようになったらチャレンジしてください。カラダがふらつくときは、両手を前に、肩の高さまであげるとバランスを取りやすくなります。反動を使って行うと効果がないだけでなく膝を痛めかねないので、立ちあがるときもしゃがむときも最初の1拍目は1cmしか動かないつもりでやってください。

第2章 さあやってみよう！くまモンと4Uメソッド

上級コース 8 机の腕立て（腕立てふせ）

回数 ▶ 10回×2セット
強度 ▶ 高

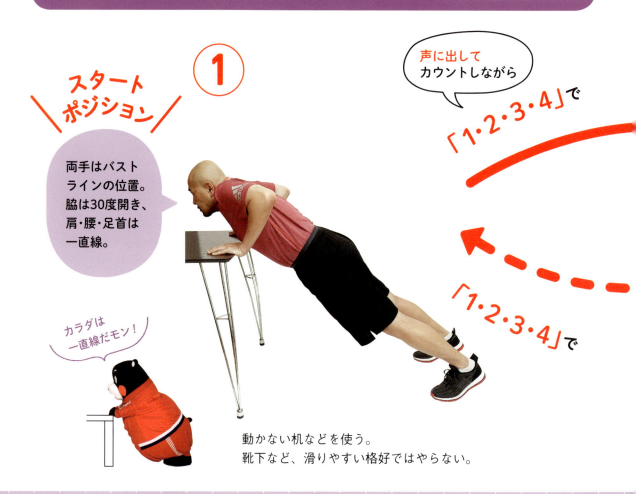

スタートポジション

両手はバストラインの位置。脇は30度開き、肩・腰・足首は一直線。

声に出してカウントしながら
「1・2・3・4」で
「1・2・3・4」で

カラダは一直線だモン！

動かない机などを使う。
靴下など、滑りやすい格好ではやらない。

鍛えられる筋肉
- 胸の筋肉
- 二の腕
- 腹筋

効果
◆ 胸板を厚くする
◆ 二の腕をたくましくする
◆ お腹を引き締める

✓ チェックリスト

- ☐ 1拍目は1cm
- ☐ 肩・腰・足首が常に一直線

●沈み込んでいるとき
- ☐ 両手はバストラインの位置
- ☐ 脇は30度開く

●カラダを持ちあげたとき
- ☐ ひじは軽く曲げたまま
- ☐ えび反りにならない
- ☐ お尻を突き出さない

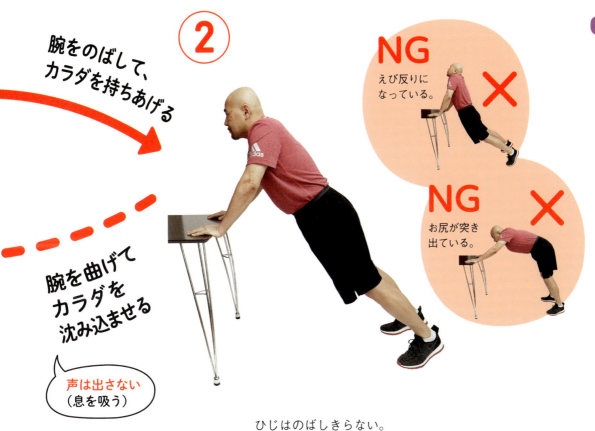

腕をのばして、カラダを持ちあげる

腕を曲げてカラダを沈み込ませる

声は出さない（息を吸う）

NG えび反りになっている。

NG お尻が突き出ている。

ひじはのばしきらない。

8 机の腕立て（腕立てふせ）

アドバイス 力が弱いと、どうしてもえび反りになったり、お尻が突き出てしまうので注意しましょう。お腹にぐっと力を入れて行うのがポイントです。カラダを沈み込ませるとき（②→①）、ひじは軽く曲げる程度からはじめ、慣れてきたら徐々に深く沈み込むようにします。回数も最初は少なくてもかまいません。必ず4秒かけてゆっくり丁寧に行ってください。

上級コース
9 | 両膝の引きつけ

回数 ▶ 10回×2セット
強度 ▶ 高

① スタートポジション

イスの背を横にして腰かける。片方の手でイスの背を持ち、もう一方は座面を持つ。上体は約45度後ろに倒し、足は床から浮かせ膝を軽く曲げる。

声に出してカウントしながら
「1・2・3・4」で
「1・2・3・4」で

上体は固定したまま動かさない。
2回目以降も両足は浮かせたまま。

鍛えられる筋肉
- 腹筋下部
- インナーマッスル（腸腰筋）
- 太もも前の筋肉

効果
◆ 下腹部が引き締まる
◆ 姿勢が良くなる
◆ 太ももが引き締まる

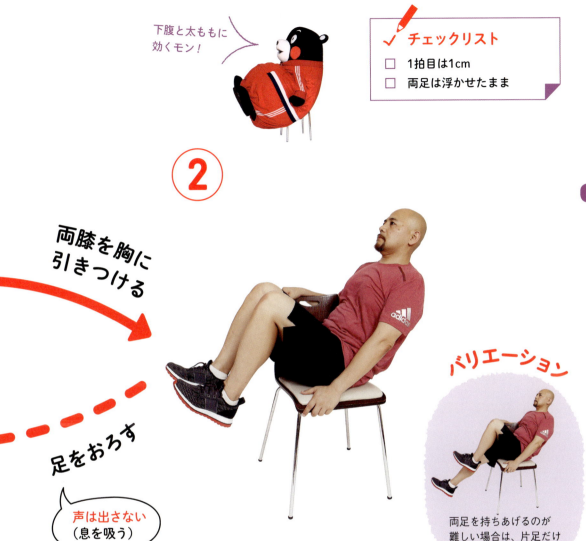

下腹と太ももに効くモン！

チェックリスト
- □ 1拍目は1cm
- □ 両足は浮かせたまま

② 両膝を胸に引きつける

足をおろす

声は出さない（息を吸う）

バリエーション

両足を持ちあげるのが難しい場合は、片足だけ持ちあげてみましょう。

9 両膝の引きつけ

アドバイス
イスは動かない物を使います。両膝を引きつけるのが難しい人は、片方ずつ行いましょう。腰に負担がかかるので、腰痛がある場合は医師に相談してからはじめるようにしてください。

第2章　さあやってみよう！くまモンと4Uメソッド

コラム 効果をだすポイントは「1拍目は1cm」

　効果をだすポイントはゆっくり4秒と書きましたが、ついつい1秒、2秒と早くなってしまう人がいます。たとえばチェアスクワットなら、1拍目にいきなり30cmほど立ち上がって、あとは動かずに「2・3・4」と数えているだけの人も。これではせっかくやっても、効果はあまり期待できません。

　そんなときは、「1拍目は1cmだけ動く」というイメージでやると、うまくいきます。反対に戻るときも一緒です。チェアスクワットでは、ズドンと座るのではなく、最初の1拍目は1cmだけ沈み込むつもりで行うと、ゆっくり4秒でできるようになります。他の種目も同様ですので、ぜひ試してみてください。

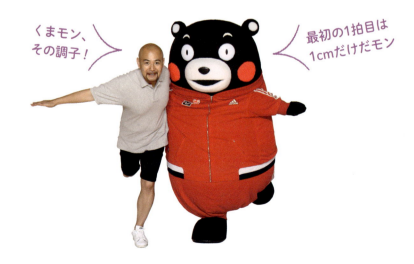

くまモン、その調子！

最初の1拍目は1cmだけだモン

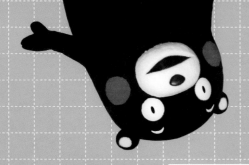

目的別メニュー

　初級・中級・上級で紹介した4Uメソッドに慣れてきたら、目的別メニューの中から、興味をもったものに取り組んでみてください。

　ここでは姿勢を良くしたい、ヒップアップしたいなど見た目の改善だけでなく、膝痛や腰痛、転倒といった病気・障害の予防・改善を目的とした4Uメソッドも紹介しています。

　たとえば膝痛の場合、5種目紹介していますが、すべてをやる必要はありません。自分の体力にあわせて1種目、2種目と追加していきましょう。筋肉に新たな刺激が加わり、さらなる効果が期待できます。

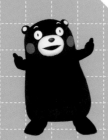
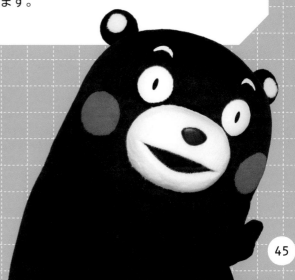

姿勢良く座りたい

1 イスに座って膝あげ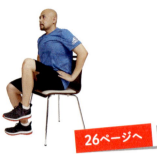
26ページへ

3 クッションつぶし（膝）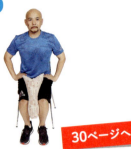
30ページへ

9 両膝の引きつけ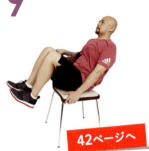
42ページへ

10 膝あげバ〜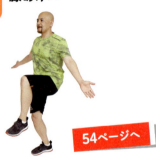
54ページへ

アドバイス

お腹の筋肉（インナーマッスル）が衰えてくると、自然と骨盤が傾いて猫背になります。インナーマッスルを鍛えると姿勢も良くなりますし、腰痛の予防も期待できます。また太ももの内側の筋肉も姿勢良く座るには大切です。「3 クッションつぶし（膝）」で鍛えましょう。

握力をつけたい

2 クッションつぶし（へそ）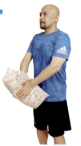
28ページへ

20 新聞紙まるめ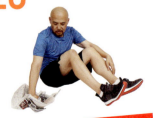
72ページへ

アドバイス

ビンのふたが開けられない、重い荷物を長時間持っていられないのは握力が衰えた証拠です。2つの4Uメソッドで握力を鍛えましょう。

階段の昇り降りが楽になりたい

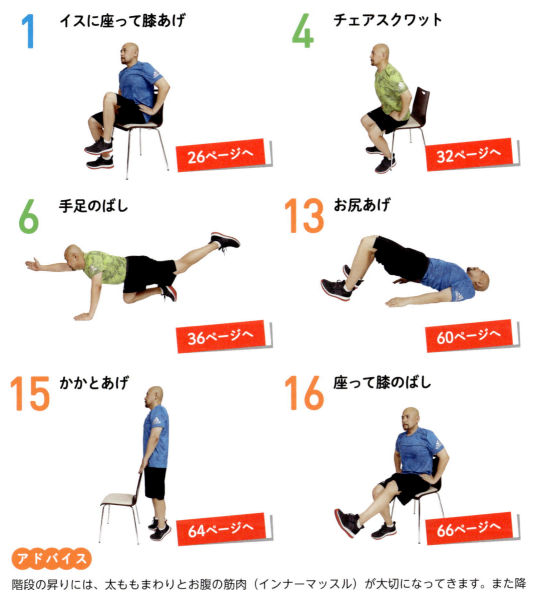

アドバイス

階段の昇りには、太ももまわりとお腹の筋肉（インナーマッスル）が大切になってきます。また降りるのは昇りよりも膝に負担がかかるので、太ももまわりの筋肉をしっかり鍛えましょう。膝関節への衝撃を和らげてくれるとともに、楽に降りることができるようになります。

二の腕を引き締めたい

5 クッションつぶし（胸）

34ページへ

6 手足のばし

36ページへ

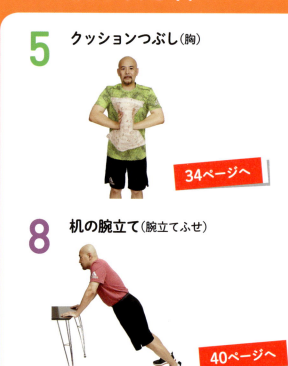
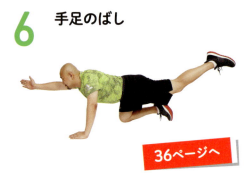

8 机の腕立て（腕立てふせ）

40ページへ

アドバイス

とくに女性は二の腕のプルプルが気になるもの。「8 机の腕立て」は女性にとってはキツイかもしれませんが、まずは沈み込む深さを半分にしてチャレンジしてみてください。

バストアップ・厚い胸板になりたい

2 クッションつぶし（へそ）

28ページへ

5 クッションつぶし（胸）

34ページへ

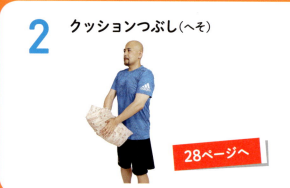
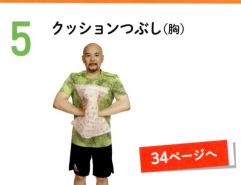

背中を引き締めたい・ヒップアップしたい

6 手足のばし

11 片足飛行機

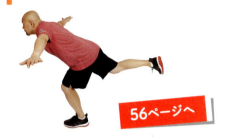

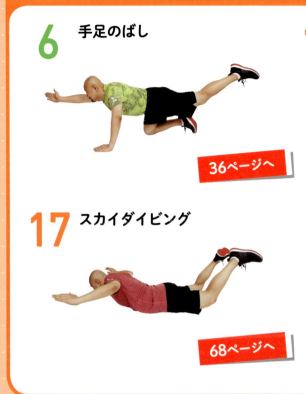

36ページへ

56ページへ

17 スカイダイビング

68ページへ

アドバイス

背中はなかなか自分で意識することはできませんが、良い姿勢を保つためにも鍛えることをおすすめします。またここで紹介しているメニューは、ヒップアップにも有効です。キュッとあがったお尻は、脚も長くみえますし、若々しい印象を与えます。

8 机の腕立て（腕立てふせ）

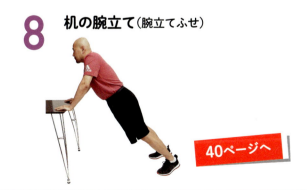

40ページへ

アドバイス

女性のバストアップ、男性の厚い胸板をつくるメニューとしておすすめです。ここで紹介しているものは、二の腕の引き締めにも効果が期待できます。

第2章　さあやってみよう！くまモンと4Uメソッド　49

下腹部を引き締めたい

1 イスに座って膝あげ 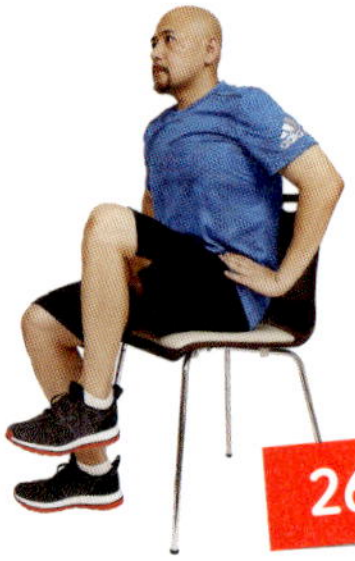
26ページへ

6 手足のばし 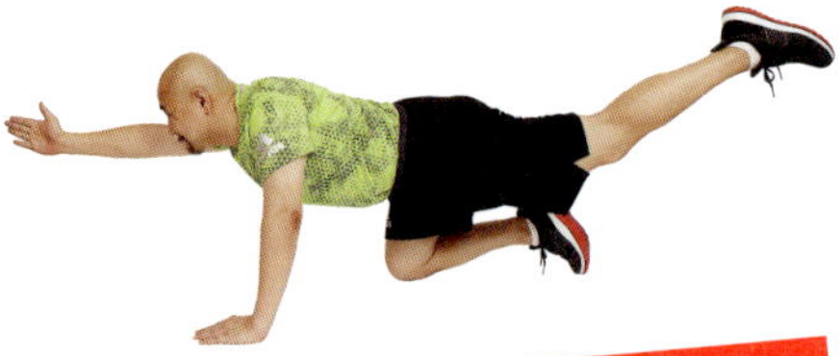
36ページへ

9 両膝の引きつけ 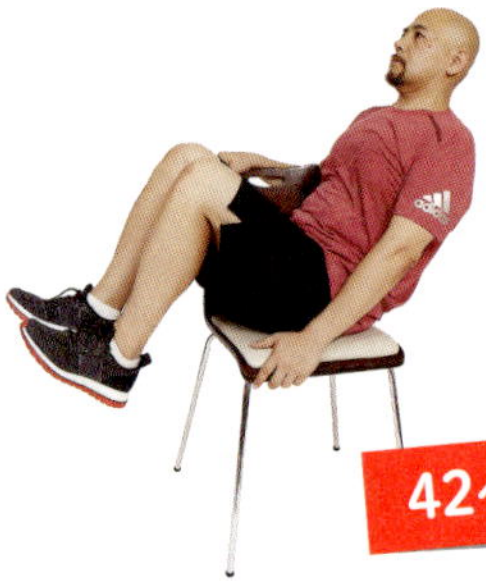
42ページへ

10 膝あげバ〜 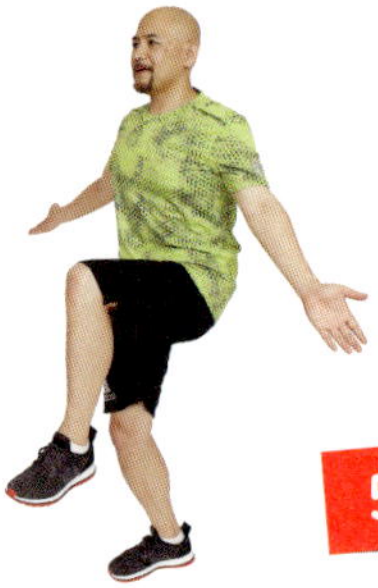
54ページへ

16 座って膝のばし 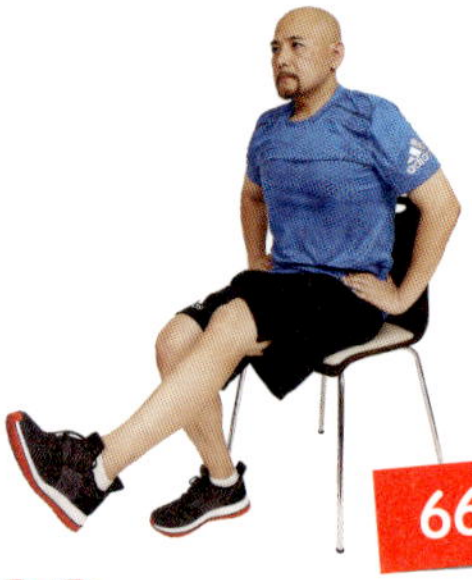
66ページへ

18 足で文字描き 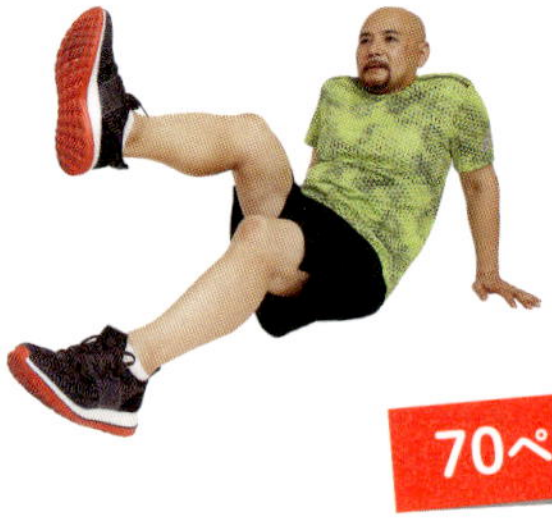
70ページへ

アドバイス
ここで紹介する筋トレはインナーマッスルを鍛える効果があるものです。インナーマッスルを鍛えると、下腹部の引き締めだけでなく、横から見てお腹がぺったんこになる、姿勢が良くなる、腰痛予防などの効果も期待できます。

太ももを引き締めたい

1 イスに座って膝あげ
（太もも前）
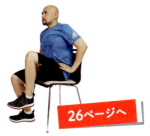
26ページへ

3 クッションつぶし（膝）
（太もも内）
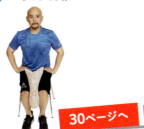
30ページへ

4 チェアスクワット
（太もも前）
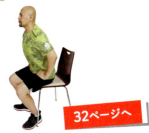
32ページへ

7 スクワット
（太もも前）
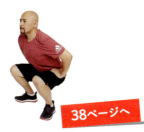
38ページへ

10 膝あげバ〜
（太もも前）
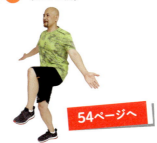
54ページへ

11 片足飛行機
（太もも前）
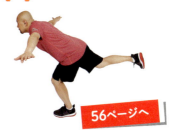
56ページへ

13 お尻あげ
（太もも後ろ）
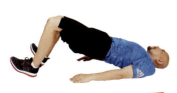
60ページへ

16 座って膝のばし
（太もも前）
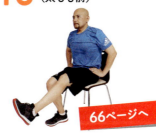
66ページへ

18 足で文字描き
（太もも前）
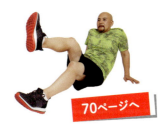
70ページへ

アドバイス

太ももの前、内、後ろをまんべんなく鍛えることが、引き締まったキレイな脚になる秘訣です。変形性膝関節症や膝痛のある方は、膝の腫れや熱感がおさまるまで待って、膝関節が「痛くない」範囲で行ってください。

転倒予防

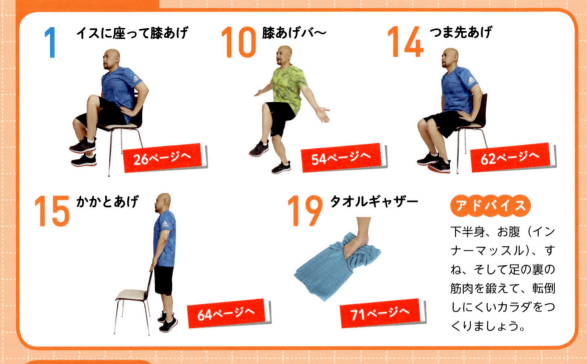

アドバイス
下半身、お腹（インナーマッスル）、すね、そして足の裏の筋肉を鍛えて、転倒しにくいカラダをつくりましょう。

腰痛予防

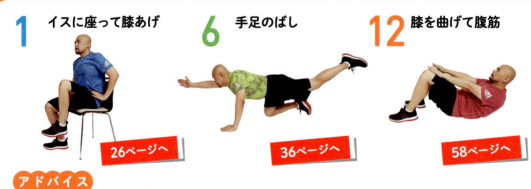

アドバイス
痛みのある場合は控え、痛みが落ち着いてからお腹まわりの筋肉を鍛えるようにします。反動を使って行うと腰を痛める原因になるので、ゆっくり4秒を心がけ丁寧な動作で行いましょう。

膝痛予防

1 イスに座って膝あげ 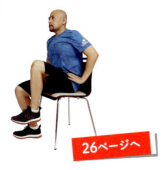 26ページへ

3 クッションつぶし（膝） 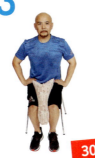 30ページへ

4 チェアスクワット 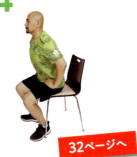 32ページへ

13 お尻あげ 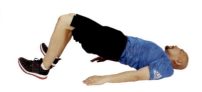 60ページへ

16 座って膝のばし 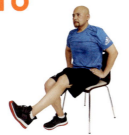 66ページへ

アドバイス
太ももまわりの筋肉を鍛えることによって、膝関節への負担を減らし、膝痛を予防・改善します。ただし変形性膝関節症や膝痛のある方は、膝の腫れや熱感がおさまるまで待って、膝関節が「痛くない」範囲で行ってください。

尿失禁予防

13 お尻あげ 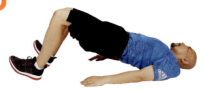 60ページへ / 74ページへ

アドバイス
30代から増えてくる尿失禁。尿失禁は骨盤まわりの筋肉（骨盤底筋群）を鍛えることで予防・改善することができます。

目的別メニュー

10 膝あげバ〜

回数 ▶ 左右各10回 ×2セット
強度 ▶ 中

①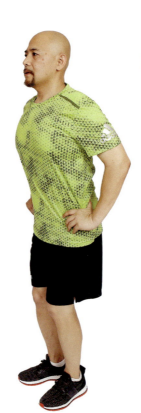

スタートポジション

手は腰に、両膝は少し曲げて立つ。

声に出してカウントしながら

「1・2・3・4」で

「1・2・3・4」で

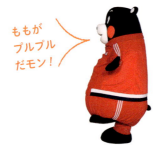

ももがプルプルだモン！

2回目以降は足を浮かせたまま。

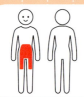

鍛えられる筋肉
- 太もも前の筋肉
- インナーマッスル（腸腰筋）

効果
◆ 太ももを引き締める
◆ 下腹部を引き締める
◆ 姿勢を良くする
◆ 転倒予防

> ✓ **チェックリスト**
> ☐ 1拍目は1cm　　☐ 足をあげたとき、太ももは床と平行
> 　　　　　　　　☐ 足をおろすとき、足の裏は床につけない

② 足をあげながら、「4」で両手を広げる

手と足をおろし、「4」で両手を腰に

声は出さない（息を吸う）

10 膝あげバ〜

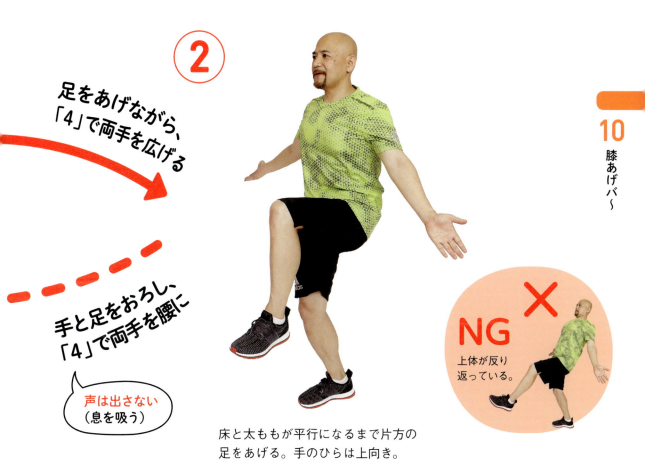

床と太ももが平行になるまで片方の足をあげる。手のひらは上向き。

NG ✕
上体が反り返っている。

アドバイス　足をたくさん引きあげようとすると、どうしても上体は後ろに倒れがちになります。しかし、これでは腹筋への刺激が弱くなってしまうので、カラダはまっすぐ立った状態で足を引きあげるように心がけてください。バランスが取れずにぐらぐらする場合は、壁やイスの背もたれを持って行ってください。

目的別メニュー

11 片足飛行機

回数 ▶ 左右各10回 ×2セット
強度 ▶ 高

①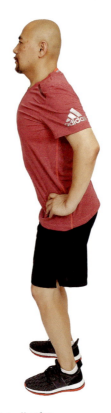

スタートポジション

手は腰に、両膝は少し曲げて立つ。

声に出してカウントしながら

「1・2・3・4」で

「1・2・3・4」で

膝は少し曲げる。
2回目以降は足を浮かせたまま。

鍛えられる筋肉
- お尻の筋肉
- 腹筋
- 太もも前の筋肉
- 腰背部の筋肉

効果
◆ 太ももを引き締める
◆ お腹を引き締める
◆ ヒップアップ
◆ バランス力を高める

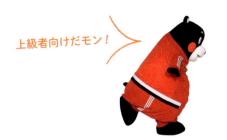

上級者向けだモン！

✓ チェックリスト
- ☐ 地面についている足の膝は、常に少し曲がっている
- ☐ 視線は正面

② 手・足・上体を動かす

元の姿勢に戻る

声は出さない（息を吸う）

11 片足飛行機

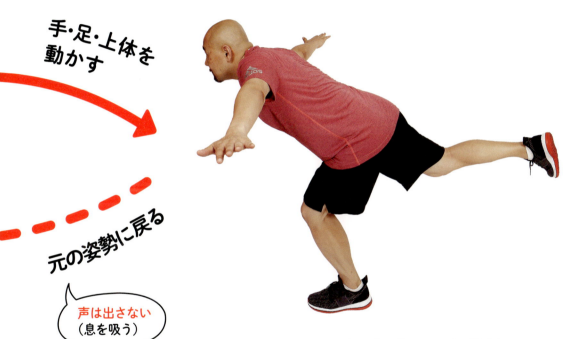

4秒かけて右足（左足）を後ろにあげ、両手を左右に広げながら上体を前傾させる。

アドバイス　この種目はバランス力と強い筋力を要する上級者向けです。フラフラする場合は上体をあまり傾けないか、何かにつかまって前傾するようにします。膝を常に少し曲げることで、太ももの前にも効きます。

第2章　さあやってみよう！くまモンと4Uメソッド

目的別メニュー

12 膝を曲げて腹筋

回数 ▶ 10回×2セット
強度 ▶ 高

① スタートポジション

あお向けになり、膝は90度曲げる。手は太ももの上に置く。

声に出してカウントしながら

「1・2・3・4」で
「1・2・3・4」で

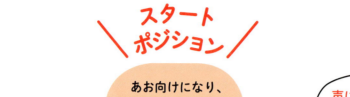

2回目以降は肩を浮かせたまま。

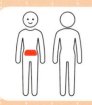

鍛えられる筋肉
● 腹筋

効果
◆ お腹を引き締める

腹筋プルプルだモン！

✓ チェックリスト

- □ 1拍目は1cm
- ● 上体を起こしたとき
  - □ 指先は膝頭に
  - □ 視線は天井の一点を見る
- ● 戻したとき
  - □ 肩は床につけない（浮かせたまま）
  - □ 視線は天井の一点を見る

ワンポイント

首が疲れる場合はタオルを使う。

12 膝を曲げて腹筋

起きあがる

②

元の姿勢に戻る

声は出さない（息を吸う）

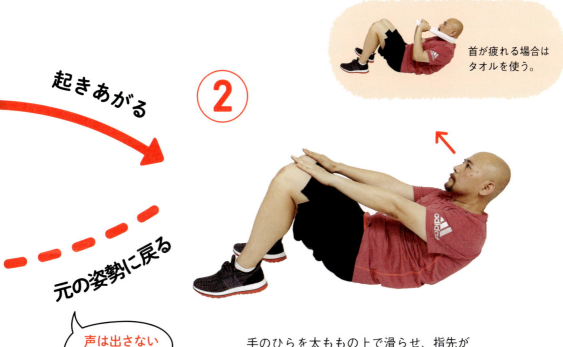

手のひらを太ももの上で滑らせ、指先が膝頭に達するまでカラダを起こす。視線は天井の一点を見る。

アドバイス
文字通り「腹筋」を鍛えます。指先が膝頭まで届かない場合は、太もも中央部あたりで止めてOKです。また首が疲れる場合は、写真のように首の後ろ（頭の後ろではありません！）にタオルを使うと、首に負担をかけずにできるようになります。

第2章　さあやってみよう！くまモンと4Uメソッド

目的別メニュー

13 | お尻あげ

回数 ▶ 10回×2セット
強度 ▶ 中

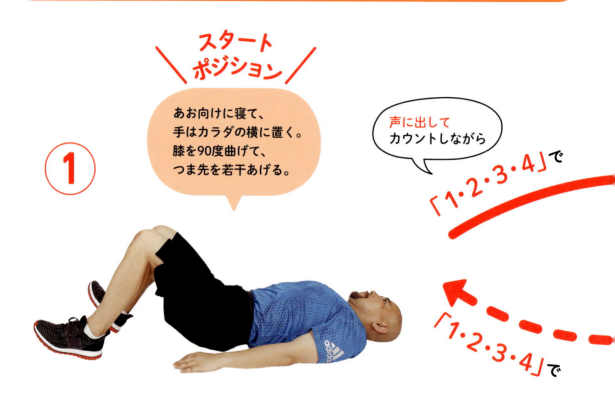

\ スタートポジション /

① あお向けに寝て、手はカラダの横に置く。膝を90度曲げて、つま先を若干あげる。

声に出してカウントしながら

「1・2・3・4」で

「1・2・3・4」で

2回目以降はお尻を浮かせたまま。

鍛えられる筋肉
- お尻の筋肉
- 太もも後ろの筋肉

効果
◆ 太ももを引き締める
◆ ヒップアップ
◆ 膝痛予防
◆ 尿失禁予防

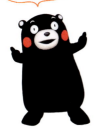

おろすときも4秒だモン！

✓ チェックリスト

- ☐ 1拍目は1cm
- ● お尻をあげたとき
- ☐ 肩・腰・膝は一直線
- ● お尻をおろしたとき
- ☐ お尻は浮いている
- ☐ つま先は若干あがっている

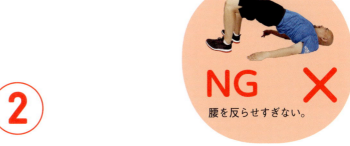

NG ✗
腰を反らせすぎない。

お尻をあげる

②

おろす

声は出さない
（息を吸う）

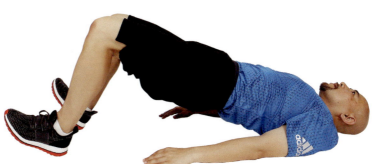

肩、腰、膝は一直線。

13 お尻あげ

> **アドバイス**
> お尻を十分にあげることができない人は、できる範囲であげてみましょう。腰をあげられる人でも、あげすぎると腰を痛める危険性があるので肩・腰・膝が一直線になるところで止めます。つま先を少しあげるのは、ふくらはぎがつるのを防ぐためです。太もも後ろの筋肉を鍛えるので、膝痛の方や尿失禁に悩んでいる方にもおすすめです。

目的別メニュー

14 | つま先あげ

回数 ▶ 10回×2セット
強度 ▶ 低

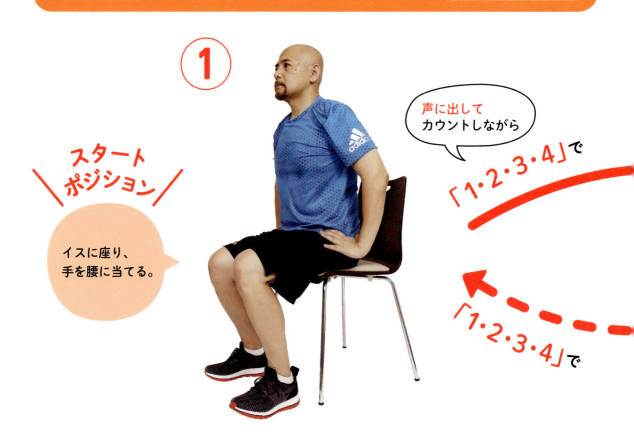

① スタートポジション

イスに座り、手を腰に当てる。

声に出してカウントしながら

「1・2・3・4」で
「1・2・3・4」で

2回目以降はつま先を浮かせたまま。

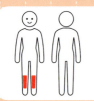

鍛えられる筋肉
- すねの筋肉

効果
- ◆ 転倒予防
- ◆ 歩行がスムーズになる

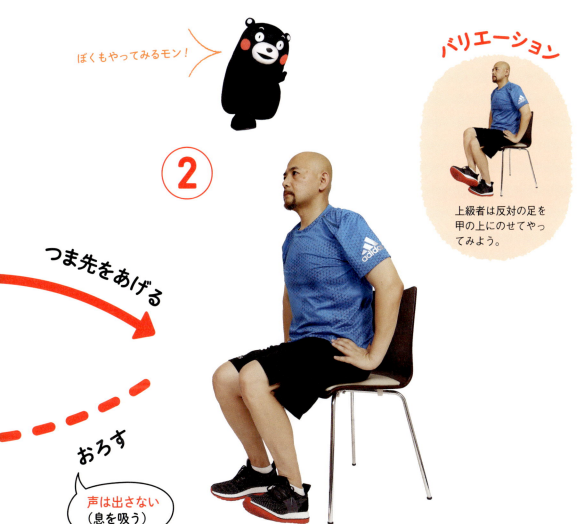

ぼくもやってみるモン！

バリエーション

上級者は反対の足を甲の上にのせてやってみよう。

② つま先をあげる

おろす

声は出さない（息を吸う）

14 つま先あげ

できるだけつま先をあげる。

アドバイス　歳を重ねると、すねの前の筋肉が衰え、つま先があがらず、歩行中につまずきやすくなります。転倒の予防におすすめです。また楽々できるという方は、バリエーションのように反対の足を甲の上にのせて行うと良いでしょう。

目的別メニュー

15 | かかとあげ

回数 ▶ 10回×2セット
強度 ▶ 低

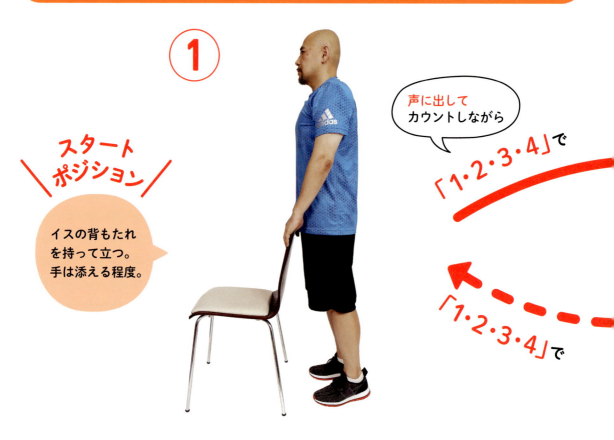

① スタートポジション

イスの背もたれを持って立つ。手は添える程度。

声に出してカウントしながら

「1・2・3・4」で

「1・2・3・4」で

2回目以降はかかとを浮かせたまま。

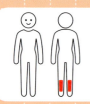

鍛えられる筋肉
- ふくらはぎの筋肉

効果
◆ ふくらはぎの浮腫(むくみ)を解消する
◆ ふくらはぎを引き締める
◆ 転倒予防

ボクのふくらはぎ、短いモン

②

かかとをあげる

おろす

声は出さない（息を吸う）

バリエーション

上級者は片足ずつやってみよう。

15 かかとあげ

できるだけかかとをあげる。

アドバイス　勢いよくやるとアキレス腱を痛める原因になるので、4秒かけてゆっくり行ってください。ふくらはぎのむくみ解消や引き締めにおすすめです。きつい場合は、少しだけかかとをあげるようにします。逆に楽にできる場合は、バリエーションのように片足ずつか、階段の段差につま先をのせて行うようにします。

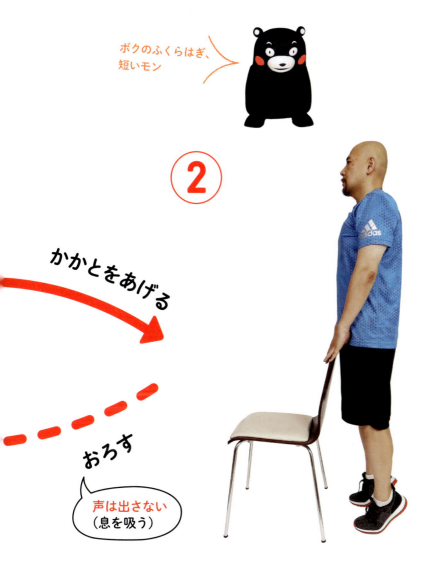
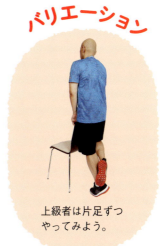

第2章　さあやってみよう！くまモンと4Uメソッド

目的別メニュー

16 座って膝のばし

回数 ▶ 左右各10回 ×2セット
強度 ▶ 中

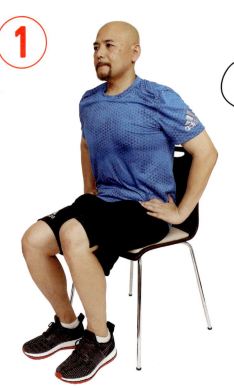

① スタートポジション

イスに座り、手を腰に当て、目線は正面。のばす方の太ももを少し浮かす（太もも裏と座面の間に手のひらが入る程度）。

声に出してカウントしながら

「1・2・3・4」で
「1・2・3・4」で

のばす方の太ももを少し浮かす。
2回目以降は足裏を床につけない。

鍛えられる筋肉
- 太もも前の筋肉
- インナーマッスル（腸腰筋）

効果
◆ 太もも前側を引き締める
◆ 下腹部を引き締める
◆ 姿勢が良くなる

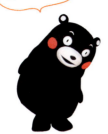

太ももは少し浮かすモン！

✓ **チェックリスト**

- ☐ 1拍目は1cm
- ●膝をのばす前
- ☐ 太ももが座面から浮いている
- ☐ 足裏は床から浮いている
- ●膝をのばしたとき
- ☐ 太ももが座面から浮いてる
- ☐ 膝はのばしきらない

②

膝をのばす

おろす

声は出さない（息を吸う）

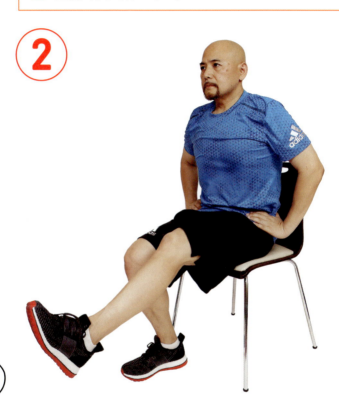

16 座って膝のばし

膝は完全にのばしきらない。

アドバイス 膝に負担がかからないので、膝痛でスクワットができない人にもおすすめです。ポイントは、常に太ももを手のひらが入る程度浮かせて行うことです。この状態を維持するためにはインナーマッスルを使わねばならず、下腹部も引き締まってきます。2週間ほど続けているとお腹の奥が熱く感じられるようになってくるでしょう。

目的別メニュー

17 | スカイダイビング

回数 ▶ 10回×2セット
強度 ▶ 高

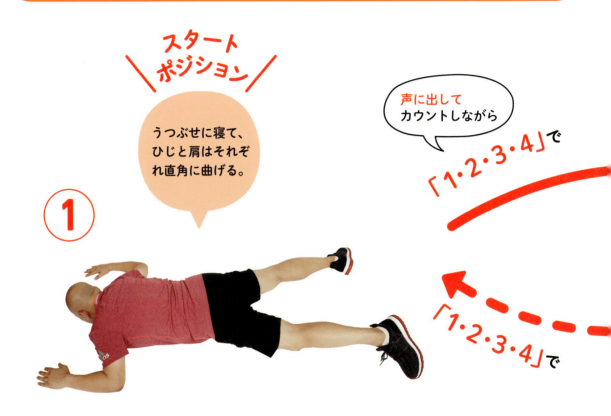

スタートポジション

うつぶせに寝て、ひじと肩はそれぞれ直角に曲げる。

①

声に出してカウントしながら

「1・2・3・4」で

「1・2・3・4」で

2回目以降は手と足を浮かせたまま。

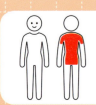

鍛えられる筋肉
- 肩から背中の筋肉
- お尻の筋肉

効果
◆ 背中を引き締める
◆ ヒップアップ

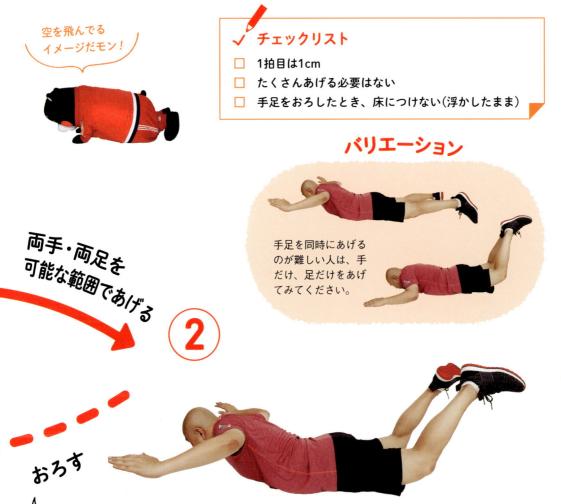
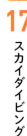

空を飛んでるイメージだモン！

✓ **チェックリスト**
- □ 1拍目は1cm
- □ たくさんあげる必要はない
- □ 手足をおろしたとき、床につけない（浮かしたまま）

バリエーション

手足を同時にあげるのが難しい人は、手だけ、足だけをあげてみてください。

両手・両足を可能な範囲であげる

② おろす

声は出さない（息を吸う）

17 スカイダイビング

アドバイス　肩から背中、お尻を引き締める種目です。スカイダイビングをしているつもりでやってみましょう。布団の上でやってもOKです。手足をたくさんあげる必要はありません。また両手・両足がきつい場合は、バリエーションのように手だけ、足だけからはじめてみましょう。

目的別メニュー

18 | 足で文字描き

回数 ▶ 左右各10回
強度 ▶ 中

① 自分の足の前に50cmのキャンバスがあるつもりで、片足で文字を描く

② 目安は1文字4秒

③ 最初は、自分の名前や8の字を描いてみる。音楽にあわせて描いてもOK

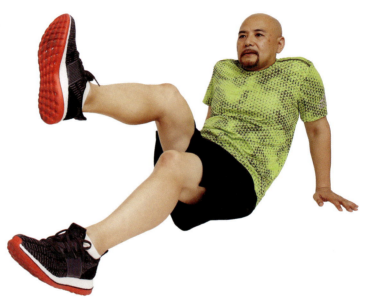

スタートポジション
床に座って、手を後ろについて上体を支える。

バリエーション
1 片足が楽にできる場合、両足で描く。
2 立ったり、イスに座ってやってもOK。

鍛えられる筋肉
● 太もも前、内、外の筋肉
● インナーマッスル

効果
◆ 太ももを引き締める
◆ 姿勢を良くする
◆ お腹を引き締める
◆ 転倒予防

アドバイス
文字を描くことで、太ももの筋肉だけでなく、インナーマッスルも鍛えることができるので、膝痛がある、姿勢を良くしたいという方にもおすすめです。立って行うと、バランス感覚も鍛えることができますが、倒れないように気をつけてください。

目的別メニュー

19 タオルギャザー

回数 ▶ 左右各2回
強度 ▶ 低

スタートポジション

イスに座りタオルを床に置く。

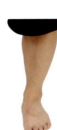
① つま先をタオルの端に置き、かかとはタオルの外（床）側へ置く

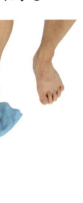
② 指でタオルをつかんで少しずつ自分の方へたぐり寄せる。親指だけでなく、すべての指を使うようにする

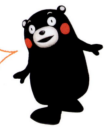
ボクの足指でもできるかな？

 チェックリスト
☐ すべての指を使う　☐ 大きく指を動かす

18 足で文字描き
19 タオルギャザー

鍛えられる筋肉
● 足の裏の筋肉

効果
◆ 転倒予防
◆ 扁平足の予防

アドバイス
足の裏の筋肉を鍛えます。最近つまずきやすくなってきた、転びやすくなった、扁平足気味という人におすすめです。

第2章　さあやってみよう！くまモンと4Uメソッド

目的別メニュー

20 新聞紙まるめ

回数 ▶ 左右の手、新聞紙1枚ずつ
強度 ▶ 中

① 手を握って、新聞紙を少しずつまるめていく

\スタートポジション/

新聞紙1枚を床に置きその中央に手を置く。

ストレス発散だモン！

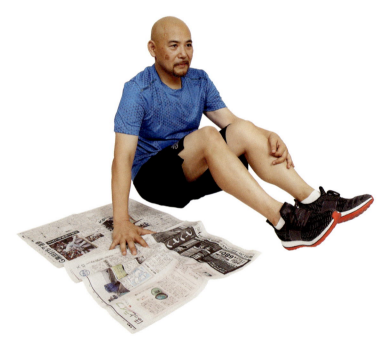

鍛えられる筋肉
- ひじから先の腕の筋肉

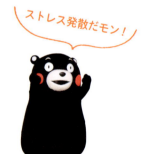

効果
◆ ふたの開け閉めが楽にできるようになる
◆ 買い物袋を長時間持てるようになる

> ✓ **チェックリスト**
> ☐ 大きく指を動かしている　☐ 1回、1回ギュッギュッと握る

② ボールの大きさになるまでまるめる

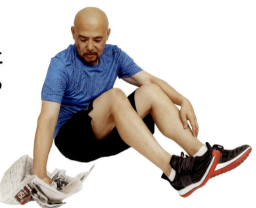

③ まるめた新聞紙を30回握る

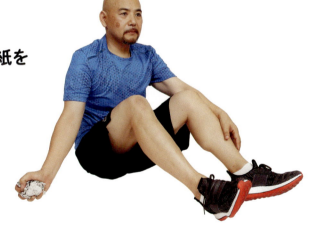

アドバイス

最近、ビンのふたが開けづらい、買い物袋を長時間持てない、という方におすすめです。最初は腕がパンパンにはりますが、すぐに慣れます。

コラム 尿失禁を予防するエクササイズ

　自分の意に反して尿が漏れてしまう尿失禁。40歳以上の女性の4割が尿失禁の経験があり、高齢になるとその割合はさらに増えます。

　なかでも「腹圧性尿失禁」は比較的多く見られる尿失禁です。これは膀胱や子宮、直腸などを支えている筋肉・骨盤底筋群が妊娠や出産、加齢などが原因で弱くなり、咳やくしゃみ、重い物を持ちあげたりして腹圧が上昇したときに、尿道を十分に締めることができず、尿がもれてしまう失禁です。

　原因によって治療法は異なりますが、「腹圧性尿失禁」の場合、排尿に関連する骨盤底筋群を鍛えます。やり方は、腰を浮かして膝を曲げてあお向けに寝たり（写真①）、よつんばいになった姿勢（写真②）で、5秒間、息を吐きながら、女性は会陰部と肛門、男性は肛門を締める感じで力を入れます。いったん力を抜いて休憩。これを10回ほど繰り返します。このとき、肩、腹、臀部（おしり）、脚部はリラックスして力を抜くようにします。

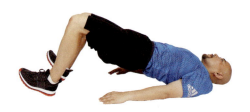

写真①

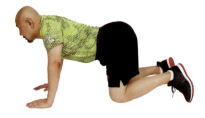

写真②

第 3 章

理論で学ぶ
4Uメソッド成功へのヒント

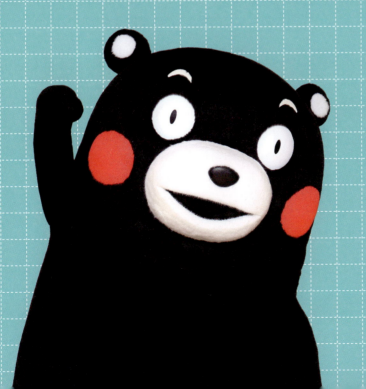

1 筋肉が減ることの弊害

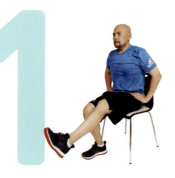

「筋肉が減っても、階段の昇り降りや歩くのが億劫になるだけじゃないの？」と思われるかもしれません。実はそれ以外にも、下記のような弊害があります。

① 筋力が落ちて、これまで当たり前にできていたことができなくなる
② 基礎代謝が落ちて、太りやすい体質になる
③ メリハリのない寸胴ボディになる
④ 姿勢が悪くなり、老けて見える
⑤ すり足歩行で、畳の縁でもつまずくようになる
⑥ 膝が痛くなって、歩くのも億劫になる
⑦ 血糖値が高くなるなど、生活習慣病のリスクが高くなる
⑧ 尿もれ（尿失禁）がひどくなる

① 筋力が落ちて、これまで当たり前にできていたことができなくなる

77ページのリストを見てください。ここ数年で、できなくなったことが1つでもあれば、それは筋肉の衰え、筋力の低下が原因かもしれません。

- ✓ 階段の昇り降りで、手すりを持たないと不安
- ✓ ビンのふたが開けられない
- ✓ 布団のあげおろしがつらい
- ✓ 青信号の間に横断歩道を渡りきれない
- ✓ 15分続けて歩けない
- ✓ 買い物に行くのが億劫
- ✓ 歩いていて、人に追い抜かれる

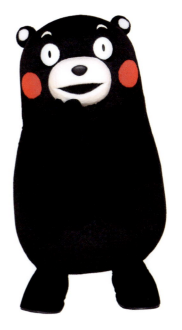

　第1章で紹介したように、**私たちの筋肉は普段どおりの生活をしていても30歳を過ぎれば確実に衰えてきます。**最初のうちはとくに問題がなくても、60代、70代で実感するようになります。

　日本整形外科学会でも、このような状態を「**ロコモティブシンドローム**」と名付け、その予防・改善に力を入れはじめています。では具体的にどんなことをすれば良いのでしょうか？　病院に行くと治療やお薬というイメージがあるかもしれませんが、その中心にあるのは運動と食事なのです。

　若い頃は当たり前にできていたことができなくなることで落ち込んでいた人も、4Uメソッドを実践し、食事に気を付ければ、また徐々にできるようになって表情も活き活きしてきます。このような**効果は、だいたい2、3カ月で実感できる**ようになります。

② 基礎代謝が落ちて、太りやすい体質になる

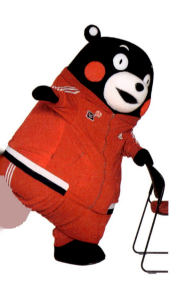

ダイエットをするときに、どうして運動をするのでしょう？ それは、運動のときに必要なエネルギー（カロリー）を、脂肪を分解して補い、その結果、脂肪や体重が減るためですね。たくさん運動をすれば、それだけ脂肪も減るという訳です。しかし私たちはカラダを動かさず、じっとしていても（この本を読んでいる今でも）エネルギーを消費しています。ただ、人によってその消費量が異なります。**消費量に影響しているのが筋肉の量です。**

筋肉が多い人ほどエネルギーの消費量が多い、言い換えるなら"太りにくい体質"、逆に**筋肉が少ない人はエネルギーの消費量が少なく、"太りやすい体質"**と言えます。

加齢とともに筋肉が衰えると、それに伴って基礎代謝も減り、「年々太りやすい体質」になります。食べる量は以前と変わらないのに、全体に脂肪がついてズボンやスカートがきつくなってきたり、体重が増えるのは、まさにこの基礎代謝の低下が大きく影響しているのです。

基礎代謝は筋肉が衰えはじめる30歳くらいから、早い人では20歳頃から減少しはじめると考えられています。しかし４Ｕメソッドに取り組むと筋肉が増えますし、**基礎代謝の減少も食い止める**ことができるので、結果的に**何歳であっても太りにくい体質になることができる**のです。

③ メリハリのない寸胴ボディになる

　歳を重ねていくと、暴飲暴食をしなくても体型が崩れ、お腹、とくに下腹部が出てきます。その理由の1つが先ほど説明した基礎代謝の低下にともなう脂肪の蓄積です。皮下にだけでなく、内臓脂肪としてお腹の中にも蓄積され、生活習慣病の危険性（リスク）も高まります。

　そしてもう1つが、カラダを引き締めてくれている筋肉の衰えです。若いときにはくびれがあったカラダが、メリハリのない寸胴ボディになるはそのせいです。

　ではトレーニングをするとどのような変化が起こってくるでしょうか？　10ページで紹介した1年間4Uメソッドに取り組んだ15名の高齢女性（平均年齢72歳）のお腹まわりは平均3cm、だいたいベルトの穴1つから2つ分引き締まりました。また超音波で測定した腹部の皮下脂肪の厚みは12％減、内臓脂肪も16％減という結果でした。

　引き締まった理由は、脂肪の減少とお腹まわりの筋肉を鍛えたことの2点が挙げられます。26ページで紹介した「1 イスに座って膝あげ」は、どこでもできるので、ぜひ取り組んでみてください。

　一方、13ページで紹介した普段どおりの生活を送っていた別の15名の女性達（平均年齢73歳）は、お腹まわり、皮下脂肪、内臓脂肪ともに何の変化も見られませんでした。

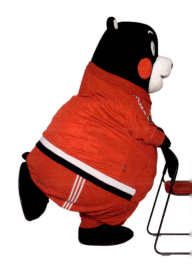

④ 姿勢が悪くなり、老けて見える

　2枚の写真を見比べてください。写真1と写真2、どちらもモデルは私ですが印象はずいぶん違いますね。明らかに写真2の方が「老けて」見えます。ではどこが違うのでしょうか。

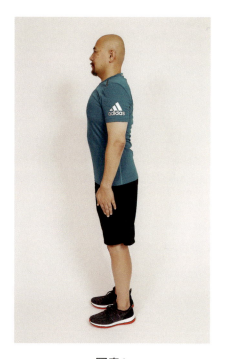

写真1

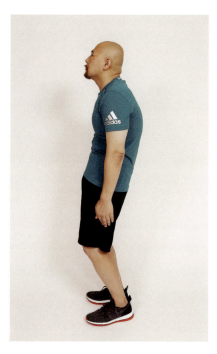

写真2

- あごが突き出ている
- 下腹部が出ている
- 背が低い
- 背中が曲がっている
- 膝が曲がっている

ではちょっと写真2のまねをしてみてください。あごを前につき出して、背中と膝を曲げて、お腹を出して……。　なかなか写真2のようにはならないですね。実は私がやったことは、たった1つ。それは**下腹部の力を抜いて、骨盤を傾けただけ**です（専門用語では後ろに傾く「後傾」と言います）。

　どうして骨盤が傾くのでしょうか？　それは骨盤をまっすぐに保つ筋肉、専門的には**腸腰筋（インナーマッスル）が加齢とともに衰える**からです。その結果、骨盤が後傾し、背中や膝が曲がったりして老けて見えるようになるのです。

　加齢とともに老けた姿勢になるのは仕方ないことなのでしょうか？　答えはノーです。高齢者の男女52名を2つのグループに分け、1つのグループには普段どおりの生活をしてもらい、もう一方のグループには4Uメソッドを実施してもらいました。3カ月後に改めて測定したところ、4Uメソッドを実施したグループだけ**身長が平均で1cm近くのびていました**。私も最初は信じられませんでしたが、測り間違いという訳でもありません。もちろんすり減ってきた背骨や椎間板が若返って元に戻った訳でもありません。

　よくよく聞いてみると、多くの方が「友達から『若返ったんじゃない？』『後ろ姿がいいわね』と言われた」と、笑顔で話してくれました。そうです。**4Uメソッドによって、インナーマッスルが鍛えられて、その結果、骨盤が起きて、姿勢が良くなる、そして身長ものびたんですね**。もちろん、周りから「身長がのびたね」と言われることはありません。しかし、「若返ったんじゃない？」の一言に象徴されるように、**見た目は明らかに若々しく見える**ようになったのです。

1 筋肉が減ることの弊害

⑤ すり足歩行で、畳の縁でもつまずくようになる

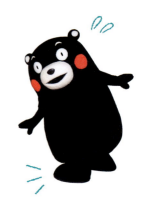

インナーマッスルには、骨盤を立てて若々しい姿勢を保つだけでなく、**足を引きあげるという働きもあります。**加齢にともなってインナーマッスルが衰えると、姿勢が悪くなって「老けて」見えるだけでなく、すり足歩行になります。

すり足で歩いていると、段差やちょっとしたスロープ（坂道）でもつまずきやすくなり、手をついたら手首の骨折、ひじをついたら腕や鎖骨（さこつ）の骨折、腰から転ぶと大腿骨（だいたいこつ）骨折を引き起こします。**大腿骨骨折の場合、手術をして長期に入院する必要があるので、人によってはそのまま寝たきりになることもあります。**また、骨折した部分は良くなっても、認知症や肺炎、褥瘡（じょくそう）などが原因で亡くなることもあります。一度転倒して骨折し、文字通り「痛い目」にあった人の中には、転倒が怖くて引きこもってしまう人もいます。

4Uメソッドを始めて3カ月のAさん。何か変わったことがありましたか？とお聞きしたら、「買い物に行ったらよくつまずいていたけど、今は全然そんなことない」と笑顔で教えてくれました。実はAさん、以前に自宅の畳の縁でつまずいて転倒した経験があって、買い物以外の外出を極力控えるようにしていたそうです。今は、転倒の不安もだいぶ解消されたので、積極的に外出するようになりました。

このように、普段からインナーマッスルを鍛えておくと、**転倒のリスクを減らし、いつまでも楽しい日々を送ることができる**のです。

⑥ 膝が痛くなって、歩くのも億劫になる

　どうして膝が痛くなるのでしょうか？　**その理由の1つは膝関節の変形です**。厚生労働省の調査によると、国内で膝に痛みのある変形性膝関節症の患者数が約1000万人、そして今は痛みがなくても、すでにレントゲン検査で膝関節が変形していて、将来的に痛みが出る可能性（リスク）のある方が3000万人もいるとのことです。

　とくに加齢にともなって**太ももの前や後ろなど膝まわりの筋肉が衰えると、膝関節への負担が増えます**。いったん痛みが出てしまうと、膝が痛くてなかなか歩けず、どうしても運動量は減り、家に引きこもりがちになります。そうなると筋肉はますます衰え、体重も増え、膝への負担がどんどん大きくなり痛みもひどくなって、ついには歩けなくなるという悪循環に陥ります。

　この悪循環を断ち切るためには、整形外科的な治療も有効ですが、まずおすすめしたいのが4Uメソッドです。詳しくは53ページで、膝関節に負担をかけず、膝まわりの筋肉を鍛える膝痛予防の種目を紹介していますのでチャレンジしてみてください。

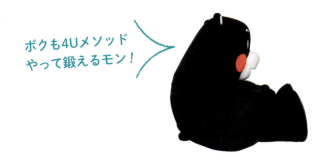

ボクも4Uメソッドやって鍛えるモン！

1 筋肉が減ることの弊害

　「10年間使っていたこの杖が要らなくなりました！！」と杖を高々とあげて話すBさん。私がサポートしていた三重県四日市市での教室が、NHKの人気番組「ためしてガッテン」に紹介されたときの1コマです。Bさんは教室に参加するまでの10年間、膝痛のためどこへ行くにも杖を使っていました。しかし、4Uメソッドをはじめて数カ月経ってから、**膝の痛みが徐々に落ち着いてきて、半年後にはもう杖を使わずにすむようになったのです。**

　また、ウォーキングはどうですか？　と良く聞かれます。ウォーキングは健康のために非常に良い運動ですが、**膝の痛みをおしてまで歩き続けると、かえって悪化させる危険性があります。**また**ウォーキング程度の負荷ではほとんど筋肉を増やすことはできない**ので、痛みを改善する効果はそれほど期待できません。ウォーキングに関しては、痛くない範囲、あるいは短時間だけ歩くようにして、まずは4Uメソッドの中でも膝関節に負担をかけない種目からはじめることをおすすめします。

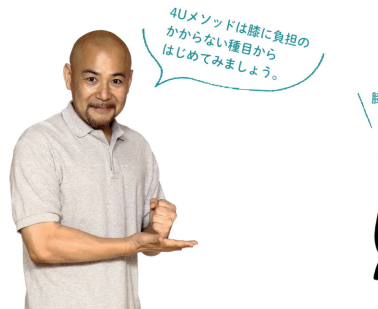

4Uメソッドは膝に負担のかからない種目からはじめてみましょう。

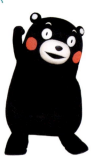

膝まわりの筋肉が大切だモン！

7 血糖値が高くなるなど、生活習慣病のリスクが高くなる

　ごはんを食べて血液中の糖分（血糖値）が上昇すると、膵臓からインスリンというホルモンが分泌されて血糖値をさげてくれます。「血糖値をさげる」とは、血液中の糖分が血液からなくなることですが、いったい糖分はどこに行ってしまうのでしょうか？

　実は**糖分の保管場所の1つが「筋肉」**なのです。その筋肉が加齢とともに減少すると、血液中の糖分の行き場がなくなるため、血糖値があがりやすくなり、**糖尿病になる危険性も高くなってしまいます。**

　では、加齢とともに血糖値があがるのは仕方ないことなのでしょうか？私たちの教室に半年間通っていたCさんは、「**HbA1cのデータが良くなった**と、主治医の先生から褒められました」と嬉しそうに教えてくれました。HbA1cとは過去1、2カ月の血糖値の指標のことで、最近では健康診断でも血糖値とともに測定されています。

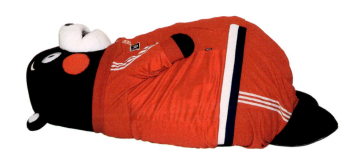

1 筋肉が減ることの弊害

　私たちの別の研究でも、32人の高齢者に4Uメソッドを3カ月間継続してもらったところ、HbA1cが平均で0.5％減少しました。糖尿病専門医のドクターにこのデータを見せたら、「薬では、3カ月という短期間でここまで成果を出すのは難しい」と驚かれたくらいです。

　なぜHbA1cが改善するのか？　それは4Uメソッドをすることで、**血液中の糖が筋肉に取り込まれるようになる**ためです。しかもこのとき、インスリンを必要としないので、**糖尿病が比較的進んだインスリンがあまり分泌されない患者さんでも効果が期待できる**と考えられています。

　以前は糖尿病の運動療法といえばウォーキングやジョギングなどの有酸素運動が中心でしたが、最近アメリカ糖尿病学会では有酸素運動と4Uメソッドのような筋トレの「併用」を勧めています。

　その他にも、95ページで紹介する「正しい食事の摂り方」を並行して実践することで、中性脂肪やコレステロールなど生活習慣病の危険性を改善してくれることもわかっています。

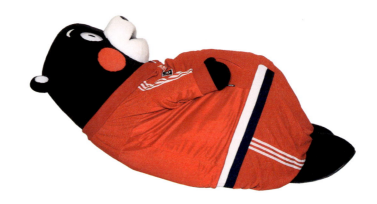

8 尿もれ（尿失禁）がひどくなる

　自分の意に反して尿がもれてしまう尿失禁。中でも、30代以降の女性にみられるのが、咳やクシャミ、スポーツ中、あるいは重い物を持ちあげたときに尿がもれてしまう**腹圧性尿失禁**です。

　腹圧性尿失禁の原因として、加齢や出産などによる骨盤底筋群の脆弱化をあげることができます。骨盤底筋群とは、膀胱、尿道、直腸、肛門、子宮と膣を支える筋肉の総称です。尿もれが気になるあまり、外出やスポーツを控えたりするなど、ご本人にとっては深刻な問題です。

　長年、尿もれに悩んでいたDさんは、教室が終わった後、そっと私のところへ来て「最近、尿もれがなくなったんです」と小声で教えてくれました。53ページで紹介している**「尿失禁予防」の種目を続けることで、今は尿もれがおさまり、毎日の外出が楽しくて仕方ない**と笑顔で語ってくれました。

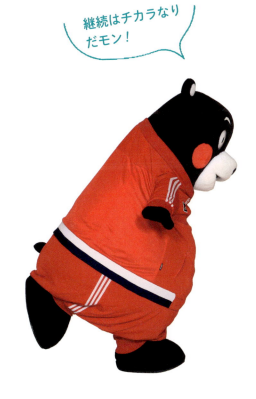

継続はチカラなりだモン！

2 4Uメソッドを正しく実践しよう！

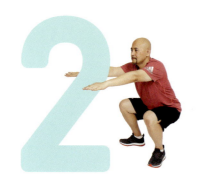

① やればやるほど効果的!? 適切な頻度は？ いつやればいい？

　従来の筋トレでは、毎日はやりすぎで週2～3回程度の頻度がすすめられていました。その理由として挙げられているのが、筋トレを毎日行うと「オーバートレーニング状態（トレーニングのやりすぎ）」に陥って、効果が出るどころかケガをする危険性が高まるというもの。

　しかし、重い負荷で限界まで追い込むスポーツ選手ならともかく、この本で紹介している自分の体重やクッションを使ってゆっくり行う4Uメソッドについては、**毎日やっても問題ありません**。まず**最初の1カ月間は毎日やる習慣をつけるようにしましょう**。1カ月、2カ月と3種目を毎日続けられるようになったら、これまでの種目を月、水、金に行い、残りの日は新しい種目を取り入れてマンネリ化を防いでも良いでしょう。

　また、時間帯については、気にする必要はありません。朝にすべての種目を済ませる方、朝はスクワット、昼はテレビを見ながら腹筋、夜寝る前に布団で手足のばしと分けてやる方、時間帯は決めずにとにかくその日のうちにすべて終わらせる方など、人それぞれです。大切なのは**自分が一番やりやすい時間帯を見つける**ことです。それが4Uメソッドを継続させ、結果を出すための秘訣です。

② 10回できないときはどうする？

　4Uメソッドの基本は、各種目10回×2セットですが、**最初から10回続けてできないこともあります**。その場合は、5回、5回、5回、5回と細切れになるかもしれませんが、それでもまったく問題はありません。続けているうちに、できるようになってきます。

　逆に楽々10回できるのは、負荷が軽すぎるので効果もほとんど期待できません。ただ、中には10回という回数にこだわるあまり、無意識のうちに"反動"をつけたり、4秒ではなく1、2秒でやって負荷を軽くし、回数を"稼ごう"という人もいます。反動をつけて、早くすれば、10回という目標はクリアできますが、効果は期待できません。

　大切なのは**4秒間かけて"ゆっくり"やる**ことです。楽にできるようになってきたという人は、本当に4秒かけてやっているか確認してください。

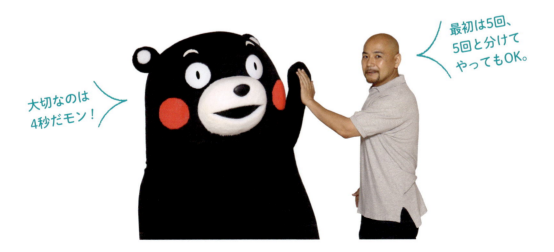

大切なのは
4秒だモン！

最初は5回、
5回と分けて
やってもOK。

第3章　理論で学ぶ4Uメソッド成功へのヒント

4Uメソッドを正しく実践しよう！

③ 呼吸は「あがる・あげる・つぶす」ときにカウントすればOK

　4Uメソッドをやっていると、どちらで息を吐いて、どちらで息を吸えば良いか途中でこんがらがってくることも。また、すべての種目で呼吸のタイミングを覚えるのは難しいと、言われることがあります。中には呼吸が気になるあまり、きれいだったフォームがバラバラになってしまう方も……。

　確かに**息をとめてやっていると、血圧はあがりやすくなります**（といっても血管が切れることはありません）。**とくに男性にその傾向が顕著です。**

　呼吸に関しては、**「あがる・あげる・つぶすの法則」**ですべて解決します。これはスクワットなら立ち「あがる」とき、膝あげなら膝を持ち「あげる」とき、クッションつぶしならクッションを押し「つぶす」ときに、カウントすればそれだけでOKです。**カウントするということは、息を吐いていることになります。**各ページで紹介している説明でも、スタートポジションとフィニッシュポジションの写真の間に実線の矢印があって、「声に出してカウントしながら」と書いてあります。このとおりに、スクワットなら立ちあがるときに**「1・2・3・4」と声に出せば良い**のです。

　このように説明すると、「どこで息を吸えば良いですか？」と聞かれますが、**吸うことはまったく意識する必要はありません。**なぜなら2回目、3回目と「あがる・あげる・つぶす」ときにカウントできるということは、その間のどこかで息を吸っているはずですから。

　皆さんは、**「あがる・あげる・つぶす」ときに声に出してカウントする。**これだけを意識していただければ、呼吸はOKです。

④ 正しいフォームを心がけよう

　わずか20年前は、高齢者に筋トレは危険、歩いていれば良いという意見が大多数でした。しかし、歩いている（ウォーキング）だけでは筋肉はどんどん衰えていきますし、それに伴ってさまざまな弊害が出てきます。

　そこで提案するのが4Uメソッドになりますが、やみくもにやれば良い訳ではありません。まずは**適切なフォームを修得すること**が大切です。フォームで気をつけていただきたいのは、**反動はつけないことです。**

　久しぶりに教室に来て一緒に4Uメソッドをした参加者は、決まって「自

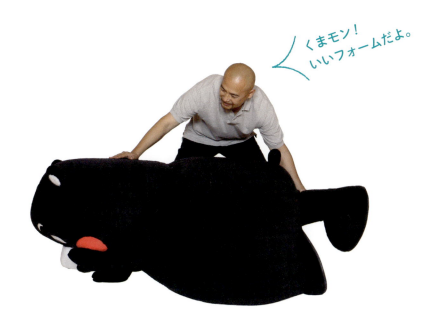

くまモン！いいフォームだよ。

2 4Uメソッドを正しく実践しよう！

宅でやってるときよりもキツイ」と言います。なぜでしょうか？　**1人でやっていると、無意識のうちに早くなってしまう**からです。動作を速くしたり、反動をつけると楽ですし、「早く終わりたい」という気持ちがどこかにあると、自然とカラダの動きも速くなってしまいます。これでは効果はあまり期待できません。動きが速くなるのを防ぐためには、「い〜ち、に〜い、さ〜ん、し〜い」とゆっくりめに数えることをおすすめします。

　余裕が出てきたら、**4Uメソッドとウォーキングを併用してみましょう。さらなる効果が期待できます。**とくに普段運動していない、または膝が痛くて歩くのがつらいという人は4Uメソッドからはじめて、慣れてきたら（筋肉がついてきたら）可能な範囲で歩く時間や頻度を増やしていくことをおすすめします。すでにウォーキングをしている方は、ウォーキングは継続し、4Uメソッドを加えることをすすめます。ただし、**やっていて関節（筋肉ではありません！）が痛む場合や腫れてきた場合はお休みしてください（94ページ）。**

　また、私たちは歳を重ねるほど高血圧や脂質異常症、心臓疾患、不整脈、膝関節痛、股関節痛、骨粗鬆症などが出てきます。**かかりつけの先生がいる場合は、4Uメソッドに取り組む前に、やって良いか、やるときの注意点など、本書を持参して聞いてみてください。**

⑤ 最初の1拍目は1cm

　4Uメソッドの特徴である4秒。「ゆっくり4秒かけてやってくださいね」とお伝えしても、どうしても3秒で立ちあがってしまう、中には最初に1秒、2秒で立ちあがって、あとは突っ立って待っているという方も。そういう人は、だいたい最初の1拍目に大きく動いています。

　そこでおすすめするのが、**最初の1拍目に動くのは、1cmのつもりで行う**方法です。たとえばスクワットだと、立ちあがり「1・2・3・4」の最初の1拍目を1cm、しゃがみはじめる最初の1拍目も1cm、膝あげも膝を持ちあげる最初の1拍目を1cm、戻しはじめる最初の1拍目も1cm。たったこれだけのことですが、きれいなフォームになり、より大きな効果も期待できるのです。

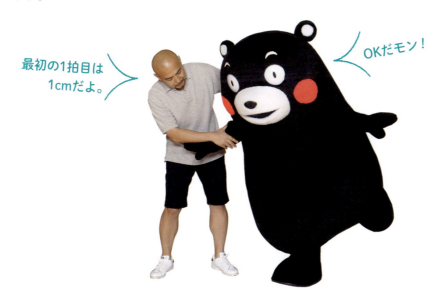

最初の1拍目は1cmだよ。

OKだモン！

4Uメソッドを正しく実践しょう！

❻ 筋肉痛、関節痛、膝の痛み……。痛みが出たときの対処法

　「筋肉痛が出たので、治まるまで休みました」という方がいます。しかし、痛みが治まるまで休んでいると、再開したときにまた筋肉痛が出てきます。これでは、いつまでたっても、4Uメソッド→筋肉痛→休み→痛み消失→4Uメソッド→筋肉痛→休みの繰り返しです。**筋肉痛は効いている証拠なので、できる範囲で継続するようにします**。すると数日で筋肉痛は治まり、その後は4Uメソッドを行っても同じ程度の負荷であれば筋肉痛が出てくることはありません。

　その一方で気をつけたいのが関節痛です（**曲がるのが関節、曲がらないのが筋肉。曲がるところが痛くなったときは要注意です**）。関節が痛いのは、「運動をしばらく控えて」というカラダからのメッセージです。痛いのを我慢して4Uメソッドやウォーキングを続けると余計にひどい状態になりかねません。**とくに関節が熱を持ったり、急に腫れてきたときは要注意**です。そんなときは4Uメソッドもウォーキングも控えるようにします。たとえば、脚のおすすめの4Uメソッドは「4 チェアスクワット」（32ページ）ですが、膝が痛い場合は、「1 イスに座って膝あげ」（26ページ）や「3 クッションつぶし（膝）」（30ページ）など、膝関節に負担のかからない種目を行うようにします。

　また、いつものちょっとした痛みがある場合は、まずは4Uメソッドからはじめるようにし、痛みが落ち着いてきてから歩くようにします。

3 正しい食事の摂り方

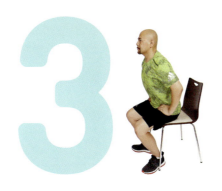

① 食事の3つの約束

　You are what you eat. これは「You are」あなたのカラダは、「you eat」ここでは食べるものだけでなく、飲んだものも含めて、あなたが口にしたものからできており、それほど**食べるもの、飲むものは大切！**という意味です。

　4Uメソッドがカラダの引き締めに効果のあることを紹介してきましたが、**運動だけでは不十分で、やはり食事にも気をつける必要があります。**しかし、あれもダメ、これもダメだとやる気も落ちてきますよね。そこで効果をより高めるために「食事の3つの約束」を紹介します。

　その3つとは、**①和食、②よく噛む、③至福の間食**です。語呂が良いので、呪文のように唱えて覚えてください。そして日々の食事、そして間食をするときに思い出して、実行してください。その他にもいろいろとおすすめの方法、気をつけた方が良いこともありますが、まずはこの3つの約束を習慣化することが重要です。

◆ 和食

　カロリーの摂り過ぎは肥満のもとですし、体重が増えると体型が崩れるだけでなく、腰や膝関節、股関節などに負担が増えたり、糖尿病など生活習慣

3 正しい食事の摂り方

病の危険性（リスク）も増えてきます。しかし、それを予防するためにわざわざカロリー計算するのは面倒ですよね。というより、ほとんど不可能です。幸い和食を選んでおけば、カロリー計算をしなくても、中華や洋食に比べて脂や**カロリーの摂り過ぎを防ぐことができる**のです。ただし気をつけていただきたい点が3つあります。

　1つ目は和食といっても、フライや天ぷら、かつ丼・天丼などの丼物はカロリーの過剰摂取につながるので、できるだけ控えるようにしてください。2つ目は和食は塩分が多めになることがあるので気をつけてください。3つ目は、ご飯（米）は健康というイメージがありますが、やはり摂り過ぎは肥満や糖尿病などの原因になるので、毎食1膳程度が適量です。

◆ よく噛む

　早食いの人は、ゆっくり食べる人に比べて太めの傾向のあることがわかっています。逆によく噛むことで、次のような効果が期待できます。

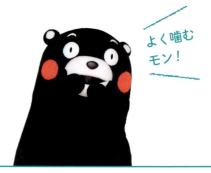

よく噛むモン！

- 食べ過ぎを防ぐ
- 消化吸収されやすくなり、胃腸への負担を軽減する
- 食事時に消費するエネルギー量が増加する
- 内分泌を刺激し、老化防止に働きかけるパロチンの分泌が高まる
- 唾液の分泌が促進され、発がん性物質の働きを弱める

目安は1口につき20〜30回ですが、わかっていてもついつい早く食べてしまいがち。そこでおすすめの方法は、

- あまり煮込まず固めに調理し、いつもより1回り大きめに切る
- 一口ごとに箸を置く
- 食べるときにテレビを見たり、新聞や雑誌を読んだりしない
- 飲み込む前に、あと5回余分に噛む
- ゆっくり食べる人と一緒に食べる

　Eさんは食べる前に「よく噛む」を意識してから食べはじめますが、それでも気づいたら早食いになっていました。そこで**「よく噛む」と書いた紙を机の上のいつも目に入るところに置いて食べる**ようにして、やっとゆっくり食べるようになりました。「それでも時々忘れるんですけどね」と苦笑い。一度身についてしまった習慣を変えるのは、それだけ大変なことなのです。それでも「よく噛む」はカラダを引き締め、食べる量を少なめにするためにもおすすめの方法ですので、ぜひ試してみてください。

◆ 至福の間食

　間食が人生の楽しみ、甘いものはやめられないという方もいると思います。しかし、摂り過ぎはカラダの引き締めに大敵なだけでなく、糖尿病など生活習慣病の危険性（リスク）も高めます。もちろん「間食はやめましょう」とは言いません。なぜなら**完全にやめることは非常に難しい**からです。

3 正しい食事の摂り方

その代わり、間食をしたくなったら、まず

- 3分間、我慢してみる
- 深呼吸してみる
- 4Uメソッドをやってみる

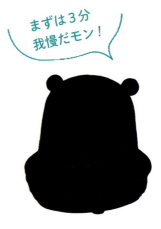

まずは3分
我慢だモン！

のどれかを試してみましょう。これで**食欲が落ち着くことがあります**。

　それでも食べたいときは食べてしまいましょう。ただ、好きなだけ食べるのではなく、カラダも心も満足する**至福の間食**をおすすめします。至福の間食とは、自分の好物や手間暇かけて準備した間食を、できるだけおいしそうに盛りつけて、ゆっくり味わい、楽しみながら食べることです。甘党の人なら、近くのスーパーで買っていた、いつもの袋菓子ではなく、"おいしい"と評判の和菓子屋さんや洋菓子屋さんにまで足をのばして買いに行きます。そして「**少量**」（ここがポイントです）を自分のお気に入りの皿に盛りつけて、お茶やコーヒーを準備し、音楽などを流しながら優雅に食べます。

　こうして、手間暇かけて口にする至福の間食は、袋菓子を片手に無意識に口に運び、食べた後に後悔するといった食べ方とは違い、**カラダにも心にも十分な満足感を与えてくれます**。

　以上、紹介した3つの約束を食事の際に心がけるようにしてください。

2 お肉を食べない方がいい？

　健康のためにお肉は控えた方が良い、粗食が良いと言われていた時期もありました。しかし、食べ過ぎはもちろんよくありませんが、お肉をあまり食べないような食生活も考え物です。

　ご存じのように**筋肉の維持に欠かせないのがタンパク質**です。お肉をはじめタンパク質が少ないと、ただでさえ加齢とともに筋肉が落ちやすいのに、それに拍車がかかってしまうので、**普段からお肉や乳製品、卵、魚などの動物性タンパク質を積極的に摂るようにしましょう。豆腐や大豆製品のような植物性タンパク質もおすすめです。**

　プロテインのサプリメントをすすめられたけど買った方が良いですか？という相談を受けることもありますが、タンパク質については普段の食事に気をつけるだけで十分でしょう。また、運動もしないのに、タンパク質ばかり摂るのも考え物です。何事も、過ぎたるは及ばざるがごとしです。

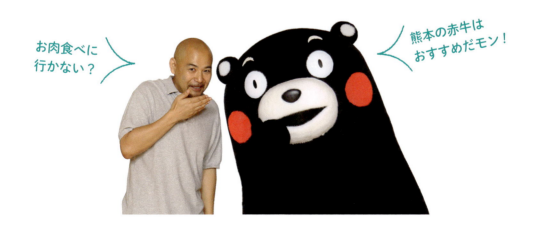

お肉食べに行かない？

熊本の赤牛はおすすめだモン！

3 正しい**食事**の摂り方

③ 運動は食事の前後、どちらがいい？

　食事と運動の時間についてですが、食べた物をエネルギーとして使うために食後の運動をすすめる人もいますが、人によっては食事の後に運動すると気分が悪くなる人や、逆に食事前の空腹感のあるときにはカラダが動かないと言う人もいます。また、それほど激しくない運動なら、夕食を摂った後、しばらくしてから散歩をかねてウォーキングや軽い体操を行うといった人も多いようです。個人の体質や体調によっても異なってくるため、**自分にとって一番快適に行える時間帯、できるだけ継続しやすい時間帯を見つけてください。**

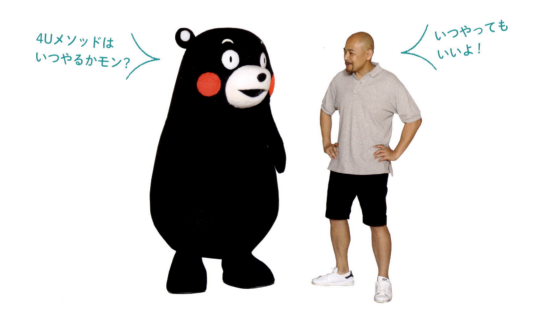

4Uメソッドはいつやるかモン？

いつやってもいいよ！

❹ サプリメントを摂っていれば大丈夫？

　テレビを観ていると、これを飲むと朝の目覚めがスッキリ、膝の痛みがなくなった！ という魅力的な言葉のCMが。しかし、画面の隅には「これはあくまで個人の感想です」と小さな文字。テレビに限らず、新聞や雑誌など、巷(ちまた)には健康食品やサプリメントの宣伝があふれています。どれも効きそうな感じがしますよね。たしかに「病は気から」と言うので、信じることも大切ですが、果たして投資した額に見合った効果が客観的に期待できるかどうかと言われると？？？　「エビデンス（科学的根拠）がない＝効果はない」とは言いませんが、過度な期待はしないほうが良いでしょう。

　普段の食生活が新鮮で安全な食材を用い、しかも偏った内容でなければ、ビタミンやミネラルなどの必要量は満たされるので、サプリメントを積極的に摂る必要はありません。

　摂る場合でも、たくさんあるサプリメントの中から、何を摂って良いかわからないと思います。そんなときはまず、ビタミンやミネラルが総合的に含まれる**マルチビタミンと呼ばれるものからはじめ**、目的や性別、年齢、カラダの状態などに応じて各自に必要なものを加えていくようにします。

　ただ、必要なサプリメントは1人ひとり異なり、なかには過剰に摂取すると中毒症状を起こすものもあるので、主治医や薬剤師と相談しながら選ぶようにしてください。

3 正しい食事の摂り方

> **コラム** 食事制限だけの
> ダイエットは危険!!
> （過度な食事制限によるダイエットの弊害）

　最近、階段の昇り降りで膝に痛みを感じるようになったＦさん。整形外科を受診したところ、変形性膝関節症と診断されました。さっそくリハビリをはじめることになりましたが、医師からは「少し体重オーバーなので、膝への負担を減らすために体重を落としてくださいね」とも言われました。

　なんとか膝の痛みを治して趣味の旅行を再開させたいと希望を持っているＦさん。ダイエットにはウォーキングが良いことはわかっていましたが、膝の痛みで10分以上歩けません。そこで「とりあえず」食べる量を控えるダイエットからはじめることにしました。

　手はじめに間食を控え、3度の食事を半分にしたところ、最初は空腹でつらかったのですが、体重は数日で2キロも減少しました。体重が減ったことで俄然やる気の出たＦさんは、その後も食事制限を続けていきました。途中、体重が落ちなくなったこともありましたが、3カ月で10キロ減のダイエットに成功し、周りからも「近頃、痩せたんじゃない？」と言われるようになり上機嫌でした。

　しかし、体重は減ったにもかかわらず、かんじんの膝の痛みは治りません。むしろ倦怠感や体型の崩れなど、かえって体調が悪く

なったような気もしてきました。さらに、ずっと控えていた間食を我慢できず再開したところ、歯止めがきかなくなりあっという間に元の体重に戻ってしまいました（リバウンド）。結局、膝は痛いままで、食事制限を続けられなかった自分を責める気持ちだけが残りました。

どうして体重が減ったのに膝痛は改善しなかったのか？

　なぜFさんは体重を減らしたのに、膝痛は改善しなかったのでしょうか？　その原因は体重の落とし方にありました。一刻も早く結果を出したかったので過度な食事制限を行ったFさんでしたが、最初の数日で体重が減ったのはカラダの中の水分が落ちたからです。いわば脱水状態です。その後は食事制限でエネルギーは不足しますが、その不足分を補うために、余分な脂肪ではなく、筋肉が分解されたのです。その結果、体重は減りましたが、膝まわりの筋肉が衰えたことでかえって膝関節への負担が増え、痛みがひどくなってしまったのです。しかも体重が戻るときは、減ってしまった筋肉ではなく、脂肪が増えるので、ダイエット前に比べて同じ体重でも筋肉は少なく、脂肪が多くなるという最悪の結果になったのです。このように極端な食事制限は禁物です。食事の3つの約束（和食・よく噛む・至福の間食）からはじめることをおすすめします。

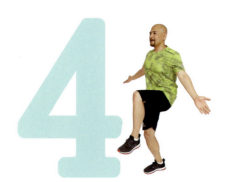

4Uメソッドを続けるためのコツ

① やってみたら、想像以上にきつかった……。

　これまでも多くの方に4Uメソッドを紹介してきましたが、共通しているのが「もっと楽々できると思ったのに」「こんなはずじゃなかった……」という反応でした。まさに意気消沈。

　しかし筋力が弱いというよりも、適切なフォームが身についておらず、あちこちに「余分」な力が入っているためキツイと感じる方もいます。この場合は、1週間もすればほとんどの人は、キレイなフォームでそれなりの回数をできるようになるので安心してください。

　また、運動は苦手、いきなり3種目は……という方は**1種目からはじめてもかまいません**。3種目にこだわるあまり間違ったフォームや反動をつけて実施しても、効果は期待できません。本書で紹介しているような結果を出すためには、**適切なフォームで、4秒かけて継続する**ことが大切です。まずは1種目からで良いので適切なフォームを修得し、日々の生活で運動する習慣がついてきたら3種目にチャレンジしてみてください。

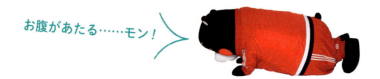

お腹があたる……モン！

② 続けるためのアイデア

「結果」を出すためには、適切な方法を継続することが大切です。言い換えれば、**いくら頑張ってもやり方が「不適切」だったり、あるいは適切な方法であっても「三日坊主」で終わるようなら何も変わりません。**

適切な方法については、本書を読んでいただければマスターできます。ただ「継続」は本書を読むだけでは達成できません。中には「頑張ります！」と言う方もいますが、残念ながら「気合いや根性」の効果は短期間で、長続きしないのです。また「私は根気がないから」と、いつも挫折する自分を責める方もいます。しかし、**人は新しいことはなかなか続けられません。**ある意味、続けられないのが普通なのです。

では「気合いや根性」以外で、どうやれば継続することができるでしょうか？　それは**続ける「仕組み」をつくる**ことです。

◆ 記録表をつける

Tさんはトイレに卓上カレンダーとボールペンを置いて、トイレでスクワットをやったらその日は○で囲むようにしました。「不思議なもので、○が増えると**嬉しくなって続けようという気持ちがわいてきて自然と続けられた**のよ」とTさん。これは非常におすすめの方法です。○が増えてわくわくするのは、子どもの頃にラジオ体操で押してもらったスタンプと同じですね。逆に○のつかない日はガマンできなくなり、少々しんどくてもやろう！という気持ちになれるのです。**記録は必ずしも細かくつける必要はありません。**○や△、×程度で十分です。詳しくは124ページの4Uメソッドダイ

4 4Uメソッドを続けるためのコツ

アリー（記録表） を参考にしてください。また卓上カレンダーでなくても、手帳や壁に貼ったカレンダーに〇をつけてもかまいません。たったこれだけのことですが、記録をすることが続ける原動力になるのです。

◆ 仲間と一緒に

Nさんはどうしても1人だと挫折してしまうので、娘さんと一緒にやるようにしました。といっても娘さんは遠方に住んでいるので、**メールで報告してお互い励まし合っている**そうです。もちろん同居している夫婦や家族、近所のお友達と一緒にやるのもおすすめです。

◆ ご褒美を先に予約

旅行が趣味のRさんは、3カ月後の旅行を予約して、旅行先で観光を楽しむことを励みに4Uメソッドを頑張っていました。「だって、せっかく旅行に行っても、膝が痛くて見たいものも見られないなんてつまらないでしょ。だから頑張れるのよ」とにこやかに教えてくれました。このように**先にご褒美を予約して、それを励みに頑張る**という方法もいいですね。

◆ ゴールを設定し、毎日見る

継続して結果を出すためには、**ゴールの設定**がおすすめです。具体的には、「こんなカラダになってみたい」と「そんなカラダになって、こんなことしてみたい」の2つのゴールを設定します。しかも、それぞれ8つずつ絞り出すのです。右ページの「ゴールシート」を参考にしてください。

表 ゴールシート

	引き締まった カラダ	20分以上、歩ける カラダ
	こんなカラダに なってみたい	正座ができる カラダ

	昔の服を 着てみたい	旅行に行きたい
	そんなカラダに なって、こんな ことしてみたい	趣味の園芸を 再開したい

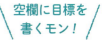

空欄に目標を書くモン！

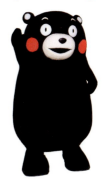

4 4Uメソッドを続けるためのコツ

　文章で書く必要はなく、キーワードで十分です。このゴールが明確な人ほど、成功率が高いので頑張ってつくってみてください。

　もう1つ大切なことが、この**ゴールを毎日見る**ことです。せっかくゴールを設定しても、それをしまいこんでしまっては効果は期待できません。毎日チェックして、**自分を「その気」にさせてください。**

　Hさんは毎朝ゴールを見てから4Uメソッドに取り組むようになって、「いやぁ、今日はやめようかなぁと思っても、ゴールを見たらやらなくちゃと思います。毎日続けられるのはゴールのおかげです」と話してくれました。紙に書いて壁に貼っても、手帳に書いてもかまいません。**いつでもゴールが目に入るように工夫してみましょう。**

◆ 4Uメソッドは続けやすい

　本書で紹介している4Uメソッドは、自分の体重やクッションなど、**身の回りにあるものでできる種目ばかり**です。言い換えれば、**自宅で実施できる**、雨が降ってもできる、ジムに行かなくて良いので時間がかからない、器具を使わないので**お金がかからない**など、取り組むうえで敷居が低くなっています。この敷居の低さこそが、続けるのに役立っているのです。

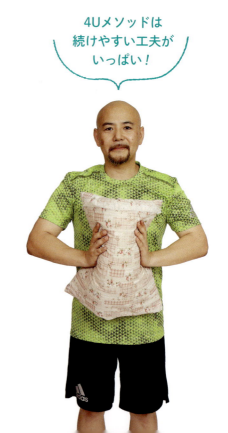

4Uメソッドは続けやすい工夫がいっぱい！

コラム 筋トレマシンを使った方が効果的?

「どうして筋トレマシンを使わないのですか?」「自分の体重よりも筋トレマシンの方が効果があるのでは?」と聞かれることがあります。たしかに無料の自分の体重より、高そうな筋トレマシンや会費を払ってジムに通った方が、効果は期待できそうですね。

しかし、声を大にして言いたいのは、自分の体重を負荷にした4Uメソッドの効果は、決して筋トレマシンのそれに劣ることはない! ということです。もちろん、適切なフォームで実施する、ゆっくり4秒かけてやる、常に力を入れた状態を維持することが必要ですが、それは筋トレマシンでも同じです。

より多くの方が寝たきりなどにならず、いつまでも人生を謳歌してほしい。そのために私は良い結果が期待でき、お金もかからず、いつでもどこでも実施できる自分の体重を負荷にした4Uメソッドの効果を医科学的に検証し、皆さんに紹介しているのです。

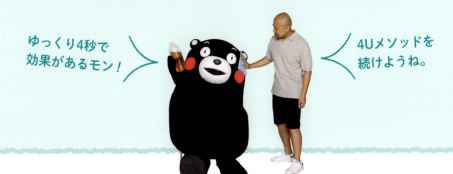

ゆっくり4秒で効果があるモン!

4Uメソッドを続けようね。

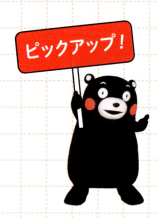

ピックアップ！

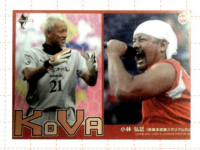

ロアッソ熊本 DJコバさんの
30kgダイエット！

4Uメソッドと適切な食事で病気のリスクも減少する

　元Jリーグのゴールキーパーで、現在はプロサッカーチーム・ロアッソ熊本のスタジアムDJをしている人気者コバさん。引退したときは、185cmで82kgと引き締まったまさにスポーツマン体型でした。

　しかし、引退後は運動量が減り、食事も朝食は菓子パンと砂糖2杯を入れたコーヒー、お昼まで待たずにサンドイッチ、昼食はどんぶり3杯、3時のおやつはスナック菓子、晩ご飯もどんぶり3杯、寝る前には晩酌代わりにコーラ500mlとポテトチップスという生活を続けたところ、あっという間に体重が130kgにまでなりました。なんとプラス50kg！ 大人の女性1人分の増加です。変わったのは体重だけではありません。血液検査では、30代にも関わらず、血圧、血糖値、コレステロール、肝機能に悪化傾向が認められ、内臓脂肪面積も基準の倍にまで増えていました。

　そこで一念発起したコバさんは、4Uメソッドに取り組み、間食を一切やめました。サッカー選手だったコバさん。4Uメソッドは問題なくはじめられま

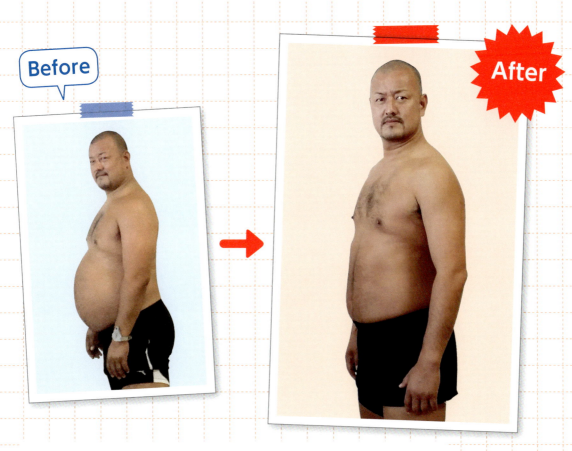

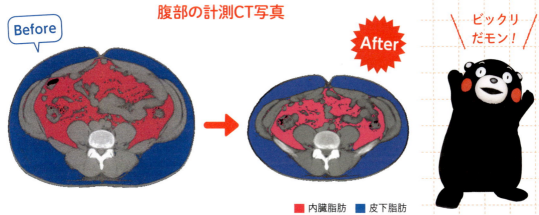

腹部の計測CT写真

■ 内臓脂肪　■ 皮下脂肪

写真提供：公益財団法人熊本県総合保健センター（熊本市東区）

ビックリだモン！

ピックアップ！　ロアッソ熊本DJコバさんの30kgダイエット！

したが、お菓子とジュースの誘惑に負けそうになったそうです。そこをなんとか乗り切ったところ、半年で体重はなんと30kgも落ちました。半年かけてゆっくり落としたのは、無理な食事制限で急激に落とすと、またドカ食いをしてリバウンドをする危険性があったためです。そして、悪化傾向が認められた血液検査の数値は、すべて正常になり、内臓脂肪も半減しました。

このように4Uメソッドと適切な食事に気をつけるだけで、病気のリスクの少ない引き締まったカラダになることができるのです。

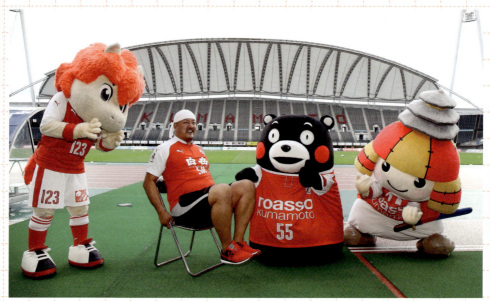

スタジアムでスキマ時間に「イスに座って膝あげ」をするコバさん。

DJコバ

本名・小林弘記、静岡県出身。ジュビロ磐田、ヴェルディ川崎、コンサドーレ札幌、FC東京、湘南ベルマーレを経て、ロアッソ熊本へ。2009年現役引退。2014年から日本初の選手OBスタジアムDJとしてロアッソ熊本で人気を博す。現在、ロアッソ熊本ホームタウン推進室所属。

第 **4** 章

実践！4Uメソッド
～力合筋トレくらぶの取り組み～

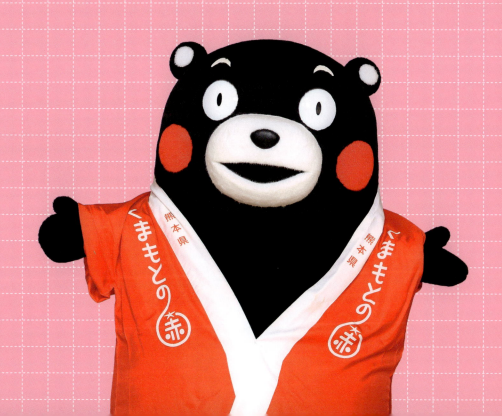

今から3年前、私の講演を聞いた方たちが、ご自身の地域でも筋トレ教室を実施してみたいと大学の研究室に訪ねて来られました。私としては非常にありがたい提案でしたので、できる限りの協力をするとお返事しました。

　そして誕生したのが今回紹介する「力合(りきごう)筋トレくらぶ」です。最初は6名、週に1回からはじめました。今では会員が100名を越える大所帯となり、週1回の開催では参加者があふれかえるので、3回に増やして実施しています。さらに年に1度はくらぶの皆さんが主催して一般の方も対象にした講演会を開催するなど、地域への普及にも努めておられます。

　また、皆さんはカラダを動かすだけでなく、運動理論などを学ぶために熊本大学の講義を学生と一緒に受講したり、私の講演にも熱心に通っていただくなど、私自身も皆さんの向学心に大いに刺激されています。

　運動が良いとわかっていても、なかなか一人では続けられません。しかし、力合筋トレくらぶのように仲間と一緒に実施すると継続しやすくなりますし、地域にお友達・仲間も増えます。ひいては参加している個々の人だけでなく、地域も健康になります。読者の皆さんも、まずは個人で4Uメソッドに取り組み、次のステップとして教室を立ち上げることも考えてみてください。教室の立ち上げは大変と思われるかもしれませんが、仲間を募って役割分担をすれば可能です。地域が明るくなり、皆さんも健康になること間違いなしです。

　ここでは、力合筋トレくらぶに参加している3人の方に、教室に参加した感想や4Uメソッドを続けるコツなどをインタビューしたので紹介します。

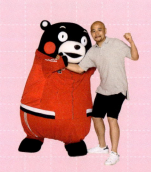

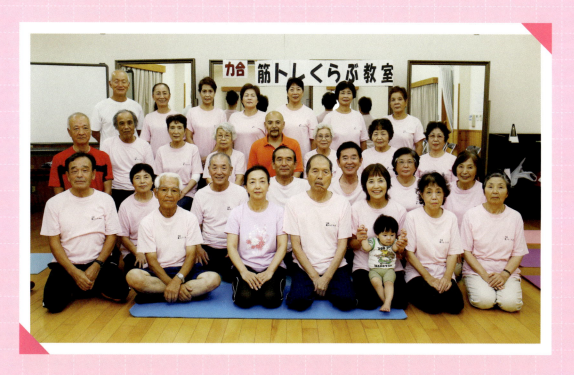

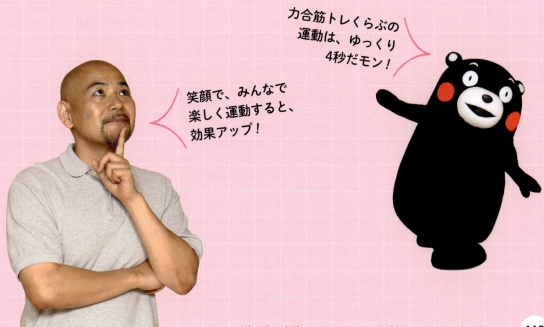

笑顔で、みんなで楽しく運動すると、効果アップ！

力合筋トレくらぶの運動は、ゆっくり4秒だモン！

第4章　実践！　4Uメソッド ～力合筋トレくらぶの取り組み～

腰痛を改善した

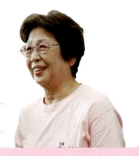

家入 幸美 さん　74歳　女性

4Uメソッド歴：2年　好きな種目：手足のばし、スクワット

はじめたきっかけは？

2年前に、教室に参加していた知り合いに誘われたのがきっかけです。もともと腰痛（脊柱管狭窄症）があって手術後に歩いていましたが、つまづいたり、転んだりすることがあったので、それも参加したきっかけです。

それまで運動は？

手術前にはとくに運動らしい運動はしていませんでした。

腰の調子はいかがですか？

痛みの方は落ち着いてきましたが、1年前に腰を打撲して痛みが出るようになりました。ガードルも使っていますが、基本はこの教室でやっている4Uメソッドで対応しています。

腰以外はいかがですか？

高血圧、脂質異常症があったのですが、4Uメソッドをはじめたら徐々に改善してきました。はじめる前は血圧のお薬も強めのものでしたが、今は最低限のお薬になりました。先生からは、「やめても良い状況だけど、念のため一番軽い薬で様子をみましょう」と言われています。

教室に参加しはじめた頃はいかがでしたか？

 最初は全種目ができず、半分の種目がやっとでした。その後、自分のできる範囲で行って、1年後にはコツもつかみ、全種目できるようになりました。

 続けてみて、成果はいかがでしょう？

 腹筋がついてきたし、歩いてもつまずきにくくなりました。カラダも軽くなり、血液検査もほぼ正常になりました。

 ご家族から何か言われましたか？

 家族からは「前のばあちゃんより、姿勢が良くなった、元気が出てきた、動きも良くなった」と言われました。家族が言うなら間違いないですね。

 まだやってない皆さんへの一言

 手術する前には腰痛20年、病院には何軒も行きました。ですから、腰痛のある人にぜひやってもらいたいです。

都竹からひとこと

9歳から24歳まで6人のお孫さんがいる家入さん。家族の方からお墨付きをもらって、いきいきとトレーニングに励んでいるようにみえました。腰痛があっても、種目を選べばトレーニングは可能です。また最初から全部できなくても、自分のペースで取り組んでいけば、家入さんのようにいずれできるようになります。

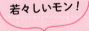
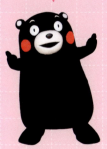

心身ともに**若返り**を感じている

島浦 リツ子 さん　82歳　女性

4Uメソッド歴：2年　　好きな種目：お尻あげ、手足のばし

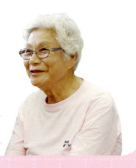

 はじめたきっかけは？

5年ほど前より、洋式トイレから立ち上がるときに手すりが欠かせなくなったり、10分も歩くと息が切れて、足も疲れて休憩しないといけない状態で、何とかしなくてはと思っていました。そんなときに、回覧板でこの教室のことを知って参加するようになりました。

 それまで運動は？

いえ、運動らしい運動はやっていませんでした。

 カラダの調子はいかがですか？

76歳のときに徐脈（脈拍が30拍/分にさがることも）のためペースメーカーを入れ、経過は順調です。ただ怖いからあまり動かないようにしていたので、それが原因で筋肉が落ちたのかもしれません。

 4Uメソッド中の脈拍はどうですか？

とくに不都合はありません。普段は60拍/分で、4Uメソッドをしても80拍/分以上あがることはありません。

 教室に通いはじめた頃はいかがでしたか？

最初は、1回参加すると3日くらい筋肉痛になりました（笑）。もちろん、今はそんなことはありません。はじめて2カ月目くらいから、なんとなく日常生活が楽になりました。それまでは朝起きたとき伝い歩きしてたのが、その頃から徐々にそのようなことがなくなってきました。

皆さんが軽々やっていた種目も、最初はきつくて全部できませんでした。でも2年経った今は、皆さんと一緒にやっています。もちろん自宅でもやっています。

お食事はいかがでしょう？

食事は3食とも和食で、野菜を多めに摂るようにしています。間食は甘い物が好きだったんですが、教室に参加するようになってやめました。

続けてみた感想を聞かせてください

4Uメソッドをはじめて、どんどん若返っている気がします。自転車は楽々こげるし、降りるときも颯爽と降りられる。またカラダが元気になると脳も気持ちも明るくなるし、前向きにもなれる。カラダが変わると心も変わるんですね。

また、参加しはじめた頃は知り合いが2人だけだったのですが、今はたくさん増えました。とくに若い人と仲良くなりました。これからも続けていきたいと思います。

都竹からひとこと

島浦さんの他にも、ペースメーカーを入れて4Uメソッドに取り組んでいる方がいます。4Uメソッドで不整脈がひどくなることはまずありませんが、運動の可否については主治医の先生に確認してもらうことが大切です。また何歳になっても、4Uメソッドを適切なフォームで継続すれば、誰でも若返ることができます。

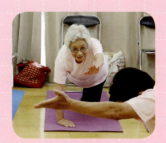

脳幹梗塞を乗り越えた

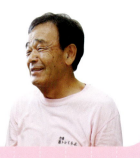

清野 忠一 さん　74歳　男性

4Uメソッド歴：3年　　好きな種目：スクワット、膝あげ

はじめたきっかけは？

3年前に公民館で男性料理教室をやっていたところ、創立メンバーから誘われました。当時、ウォーキングをしていましたが物足りなかったのと、専門的な指導も受けてみたいということで参加しました。

カラダの調子はいかがですか？

61歳のときに脳幹梗塞をやって、右半身と顔面に麻痺がありました。今はほとんど問題ありません。

教室に参加しはじめた頃はいかがでしたか？

最初はゆっくり4秒やるのが、かなりきつかったです。とくに右股関節の動きが悪かったからか、膝あげがなかなかできませんでした。もちろん、今は余裕をもってできます。

4Uメソッドの効果はいかがですか？

姿勢と歩き方が良くなったことを自分でも感じます。白線の上を歩いてもぶれずにまっすぐ歩けますし、靴のかかとも以前は片減りしていたんですが、それもなくなりました。
またぎっくり腰を何度かやっていたのですが、教室に参加してから腰痛は一切なくなりました。寝ている間のこむら返りもなくなりました。

普段は４Ｕメソッド以外にどんなことをしていますか？

近くの体育館まで20、30分かけて歩いて行って、そこで腹筋と背筋、スクワットをやって、また歩いて帰ってきます。トータル1時間半くらいですね。
家でテレビを観るときは、小さなボールをお尻に敷いて観ています。

お食事はいかがでしょう？

晩酌のおつまみの調味料はお酢だけで、塩、醤油、砂糖、マヨネーズなどは使わないようにしています。

都竹からひとこと

清野さんは創立時からのメンバーで積極的に活動されている方です。動きも颯爽としていて、13年前に脳幹梗塞をされた方とはとても思えません。本書で紹介している4Uメソッドは、脳梗塞後のリハビリテーションとしてもおすすめです。中にはくも膜下出血でほとんど歩けなかった方が、今では片道30分を歩いて教室に通えるようになった例もあります。

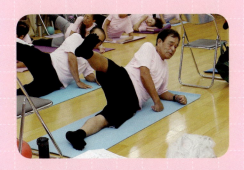

コラム 被災地でも4Uメソッド

　本書を執筆していた2016年4月14日と16日に、熊本では震度7の地震が起こり、多くの方が避難所での生活を余儀なくされました。私は発災直後から避難所で主に高齢者のメディカルチェックに回っていましたが、多くの方が体育館の硬い床の上に薄い毛布をしいて横になっていました。「体調が悪くて動けないのですか？」とお聞きしたら、皆さん地震のショックで動く気になれないとおっしゃいます。

　私も同じ地震を経験したので、その気持ちは痛いほどわかりました。しかし、だからと言ってずっと横になったままだと、筋肉はあっという間に衰え、ますます動くのがイヤになり、最後には起きようと思っても起きられない、寝たきりの状態になってしまいます。

　そこで避難所へ行ったときに、壁にエクササイズカレンダーを貼るようにしました。これならトイレに行くときにカレンダーが目に入りますし、少しでもカラダを動かしてもらえるのではと考えたからです。

　その後は、避難所に行くたびにメディカルチェックだけでなく、本書で紹介している4Uメソッドを紹介して回るようになりました。途中からは行政や地域包括支援セ

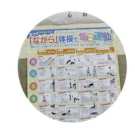

壁に張ったエクササイズカレンダー

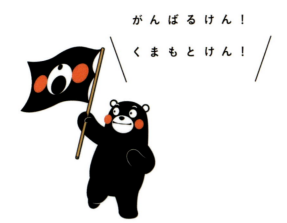

ンター、近隣の病院やお寺さんと協力しあってカフェ型健康サロンを起ち上げ、4Uメソッドが終わった後にカフェで談笑するという場をつくり、避難所が閉鎖されるまで毎日実施しました。最初は表情がかたく、動くのもぎこちなかった方たちが、日が経つにつれ表情が明るくなり、軽やかに歩くようになりました。

　現在は、このカフェと4Uメソッドを組み合わせた取り組みを仮設住宅や地域で展開し、より多くの方がいつまでも元気に過ごせるよう取り組んでいます。

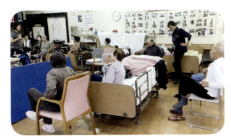

避難所で「イスに座って膝あげ」

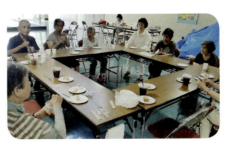

カフェ型健康サロンの様子

4Uメソッドダイアリー

記入例だモン

目標は具体的なことを書こう

あなたの今週の目標
エクササイズは毎日2セットやる。
よく噛むを忘れない!!

1週間の日付を記入しよう

腹囲 88 cm　体重 63.5 kg

これだけはやる！と決めたエクササイズを3つ書こう

	日付	11/28	/29	/30	12/1	/2	/3	/4
エクササイズ	チェアスクワット	2	2	2	3	3	2	2
	膝あげ	2	2	1	0	1	2	1
	手足のばし	2	1	2	0	1	1	2
	ウォーキング	30分	15分	20分	0分	40分	60分	20分
食事	和食	○	△	×	○	○	△	○
	よく噛む	△	×	○	△	○	○	×
	至福の間食	△	×	○	○	○	○	△
	夕食に何分かけたか	15分	10分	60分	30分	30分	20分	15分
	感想&メモ	エクササイズだいぶ慣れてきた	早く食べ過ぎたゆっくり味わって	夜は外食イタリアン	和食はOKエクササイズはもう少し	今日はパーフェクト!!	友だちとスイーツおいしかった！	孫と遊んだ来週も頑張ろう

エクササイズ記入方法
0セット
1セット
2セット
3セット以上

食事記入方法
○ できた
△ イマイチ
× できなかった

4つ目は空欄や他の運動でもかまいません

夕食は30分以上を目安にしよう

1日をふり返ろう

よく噛んで時間をかけよう

あなたの今週の目標

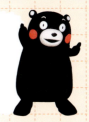

腹囲 ____ cm　体重 ____ kg

日付	/	/	/	/	/	/	/
エクササイズ							
エクササイズ							
エクササイズ							
エクササイズ							
和食							
よく噛む							
至福の間食							
夕食に何分かけたか	分	分	分	分	分	分	分
感想＆メモ							

エクササイズ記入方法
0セット
1セット
2セット
3セット以上

食事記入方法
○できた
△イマイチ
×できなかった

4Uメソッドダイアリー

おわりに

　高齢者向けの筋トレ本を初めて出版してから19年が経ちました。当時は「高齢者に筋トレなんてとんでもない。歩くだけで十分」という考え方が一般的でした。しかし、今ではサルコペニア、ロコモティブシンドローム、フレイルなど筋肉の減少に伴うさまざまな弊害が問題になり、高齢者の筋トレはなかば常識になっています。また介護保険は、本来自立を支援する目的で2000年に導入されましたが、その後の調査で介護を必要とする高齢者が増えたことが明らかになり、やはり筋トレが注目されています。

　しかし、どのような筋トレが良いのか？　膝が痛い、腰が痛い、車イスに乗っている、寝たきりの場合にはどうすればよいのか？　ジムに行く足がない、お金はかけたくない、でも筋トレをしたい。そんな声も聞こえてきます。また巷にあふれる情報のなかには、医科学的な見地からは眉唾物の内容も少なくありません。このような玉石混淆の情報が錯綜するなか、医科学的に検証した効果の期待できる筋トレを紹介しようと企画されたのが本書です。

　実を言うと最初に出版のお話をいただいたとき、これまで6000人を越える方たちに指導してきた経験を紹介するだけなので、それほど時間がかからないだろうと思っていました。しかし、あれも紹介したい、これも紹介したいという思いが強かったからでしょうか。予想以上に出版までに時間がかかってしまいました。そんな思い入れのある本書を出版できることを嬉しく思っていますし、皆さんがいつまでも元気に、楽しく暮らす一助になれば幸い

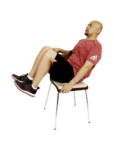
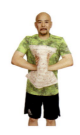
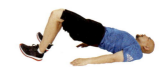

です。もちろん、読むだけでは変わりません。自分のできる範囲でかまいませんので、本書を見ながら4Uメソッドに取り組んでみてください。1カ月、2カ月後、1年後の効果は私が保証します。

なかなか筆の進まない筆者を激励し、サポートいただいた中央法規出版の寺田真理子さんと仲真美智留さん、デザイナーの澤田かおりさんには本当に感謝しています。また写真撮影を担当してくれたフォトグラファーで妻の容子、執筆中に笑顔で癒やしてくれた息子の理人にも感謝します。

最後に、本書を日々4Uメソッドとウォーキングに励み、今も現役の医師として活躍している84歳の父、いつも笑顔で父を支えている母に捧げます。

都竹茂樹

都竹茂樹（つづく・しげき）

熊本大学教授システム学研究センター教授、医師、医学博士、公衆衛生学修士。1991年、高知医科大学卒業。1995年、名古屋大学大学院医学研究科修了。2006年、ハーバード大学公衆衛生大学院修了。国立長寿医療研究センター、ハワイ骨粗鬆症財団、ホノルルハートプログラム、日本ボディデザイン医科学研究所代表などを経て、現在に至る。大学在学中より筋力トレーニングの有効性に注目し、大学院ではトレーニング科学を専攻。1998年にいち早く高齢者向け筋力トレーニングの書籍を出版。老老介護や移動手段のない人が自宅でも取り組めるよう、あえてトレーニングマシンではなく、自分の体重を負荷にした筋力トレーニングの研究を行い、4Uメソッド（4秒筋トレ）を提唱。また研究のみならず、実際に6000人以上の方に筋力トレーニングを指導し、筋トレ教室も100カ所を越える。教室の様子は、NHK「ためしてガッテン」やテレビ東京「主治医が見つかる診療所」などでも紹介された。著書に『高齢者の筋力トレーニング読本』（講談社）、『結果を出す特定保健指導　その気にさせるアプローチ 1カ月で目に見えて変わる』（日経メディカル開発）など多数。

くまモンと一緒にユルッと4秒筋トレ
4Uメソッドではじめるアンチエイジング

2017年4月20日　発行

著　者：都竹茂樹
発行者：荘村明彦
発行所：中央法規出版株式会社
　　　〒110-0016　東京都台東区台東3-29-1　中央法規ビル
　　　営　　業　TEL 03-3834-5817　FAX 03-3837-8037
　　　書店窓口　TEL 03-3834-5815　FAX 03-3837-8035
　　　編　　集　TEL 03-3834-5812　FAX 03-3837-8032
　　　http://www.chuohoki.co.jp/

印刷・製本：大日本印刷株式会社

写　真：都竹容子
衣装協力：アディダス ジャパン株式会社
装　丁：澤田かおり（トシキ・ファーブル）
本文デザイン：澤田かおり、南口俊樹（トシキ・ファーブル）

ISBN978-4-8058-5483-9　　©2010熊本県くまモン
定価はカバーに表示してあります。
落丁本・乱丁本はお取り替えいたします。

本書のコピー、スキャン、デジタル化等の無断複製は、著作権法上での例外を除き禁じられています。また、本書を代行業者等の第三者に依頼してコピー、スキャン、デジタル化することは、たとえ個人や家庭内での利用であっても著作権法違反です。

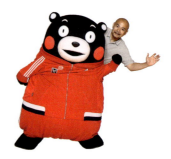